大脑的奥秘

SECRETS OF THE BRAIN

中国科学院神经科学研究所 | 编著

上海科学技术出版社

图书在版编目(CIP)数据

大脑的奥秘 / 中国科学院神经科学研究所编著. —
上海: 上海科学技术出版社,2017.8(2024.1重印)
ISBN 978-7-5478-3585-2

Ⅰ.①大… Ⅱ.①中… Ⅲ.①脑科学-普及读物
Ⅳ.①R338.2-49

中国版本图书馆CIP数据核字(2017)第118822号

责任编辑 季英明 杨志平
封面设计 鲍鹏宇

大脑的奥秘

中国科学院神经科学研究所 编著

上海世纪出版(集团)有限公司
上 海 科 学 技 术 出 版 社 出版、发行
(上海市闵行区号景路159弄A座9F-10F)
邮政编码201101 www. sstp. cn
常熟市兴达印刷有限公司印刷
开本 787×1092 1/16 印张 11.5
字数 170千字
2017年8月第1版 2024年1月第6次印刷
ISBN 978-7-5478-3585-2 / N · 121
定价: 49.80元

编委会

中国科学院神经科学研究所

主编

蒲慕明

副主编

王　燕

执行副主编

曹发华

编委

（按姓氏笔画排序）

王佐仁　仇子龙　李澄宇　何　杰　顾　勇

前言

我们从有意识、会思考的童年开始,就对周边的环境充满好奇。20 世纪 60 年代初出版的《十万个为什么》到今天还不断更新、再版,就是因为公众对理解自然现象有极大的需求。《十万个为什么》受欢迎的一个主要原因是能给“为什么”一个简单易懂的答案,即使是难解的问题,也给出明确的答案。虽然早期的《十万个为什么》里有一些错误或有误导的答案,但很多人都认为这一套读物对他们的童年有启蒙作用。甚至有些科学家追求科学的兴趣也起源于《十万个为什么》这类图书。

这也引出一个科普文章的关键性问题,就是如何把一个科学发现或概念简化而又不失真,如何“信”、“达”、“雅”兼顾。中国科学院神经科学研究所的老师和同学们在实验室里工作,最重要的准则就是严谨诚信,如果为了“达”、“雅”而不能完全兼顾“信”时,就有一个如何把握分寸的问题。对他们而言,写科普文章确实比写学术论文困难。近年来脑科学的进展迅速,社会大众普遍关注与大脑相关的问题,如智力和创新力、脑疾病的诊断治疗、类脑人工智能等等。媒体和网站上已有很多有关脑科学的信息,为什么我们还要出这本专辑?请从事神经科学研究的专家来写科普文章,主要的目的就是保证有较高的可信度;并在追求行文流畅、浅显易读的同时,尽最大可能避免误导读者。神经所的老师和同学们在科研工作之余,花了不少时间将脑科学前沿的一些新发现写成科普文章,集合成册,真是难能可贵。对他们来说,这是一件具挑战性而且有意义的事情。能把与自己科研相关的问题,写成让自己的孩子或父母也能看懂,且有所收获和体会的文章,也是一大乐事。希望这些文章对他们来说只是“牛刀小试”,也希望他们未来还会写出更多的文章,而且越写越好,欲罢不能。相信将来还会有《大脑的奥秘》续集,毕竟大脑的奥秘无穷,可谈的问题太多了!

宇宙的奥秘之处就是科学的前沿领域。外在宇宙目前最神秘的是充满宇宙的、看不见抓不到的暗物质和暗能量，而内在宇宙最神秘的就是人类的大脑了。大脑是宇宙中最复杂的物体；不但有极为复杂的神经网络结构，还有千变万化的动态信息。在我写这段文字时，我的大脑里可能有上亿个神经细胞在不断地发放电脉冲，但是这些电活动怎样形成我的思绪，怎样有序地控制我的指头打出我想说的话，对于这样一个简单的功能，我们目前的认识仍是极为有限的。因此，《大脑的奥秘》目标与《十万个为什么》有所不同：我们不是要解密，给出明确的答案，而是要表述目前神经科学对大脑的一些肤浅认识，也许更重要的是要告诉读者我们不能理解的奥秘在哪里。希望通过这样的科普传播，能进一步推动社会持续支持脑科学研究，鼓励青年读者立志从事脑科学研究，使大脑的奥秘逐渐呈现在广大读者的面前。

蒲慕明

目 录
CONTENTS

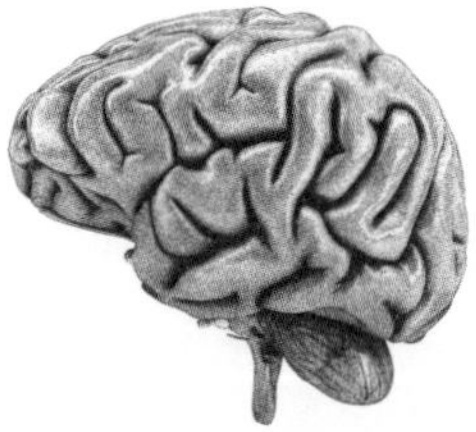

脑发育与脑结构篇

何 杰

“每当我找不到存在的意义，每当我迷失在黑夜里，哦，夜空中最亮的星，请照亮我前行。”大家有没有想过，如歌中所唱的看来稀松平常的行为与情绪，全来源于我们精密的大脑处理呢。

大脑是大自然的杰作，蕴藏浩瀚无穷的“智慧”密码。经过漫长的进化，只有1.5千克重的人脑，却拥有数以千亿计的称为细胞的基本功能结构。换句话说，大脑中细胞数量高达20倍于全球人口的总数（50亿）。就像按肤色分成不同的人种，这些数量众多的大脑细胞也分成不同的细胞类群：神经细胞和神经胶质细胞。神经细胞（简称神经元）负责大脑信息处理，但其数量只占大脑细胞总数的1/10不到；神经元一旦产生，就必须坚守其岗位直至生命终点；或许正是因为神经元这种特殊的使命，大脑赋予数量近10倍于它们的神经胶质细胞来保护它们。

神经元按其功能不同可分为不计其数的类型，有些神经元一旦“发言”，其他神经元也会踊跃发言，这样的神经元称为兴奋性神经元；而有些神经元一旦“发言”，其他神经元就保持安静，这是抑制性神经元；不同类型神经元间由一条条狭窄的“运河”联系着，“运河”的两岸码头称为突触。每个神经元与其他神经元间拥有多达千条这样的“运河”结构，由此大脑能够呈现为一个由十亿级神经元及其十兆级彼此联结的“运河”构成星罗棋布的信息处理网络。这个网络是人类记忆、情感、语言及意识发生的地方。

“吾尝终日而思矣，不如须臾之所学也；吾尝跂而望矣，不如登高之博见也”，在这一章里，带大家去慢慢揭开大脑结构的神秘面纱：大脑细胞间“运河”的修建——神经环路修剪，光明之杯——眼睛视网膜和大脑视觉处理，大脑的海洋——脑脊液；大脑的恐惧中心——杏仁核。

希望科学探索之舟能承载起大家对大脑的无限好奇之心，且行之更远更深。

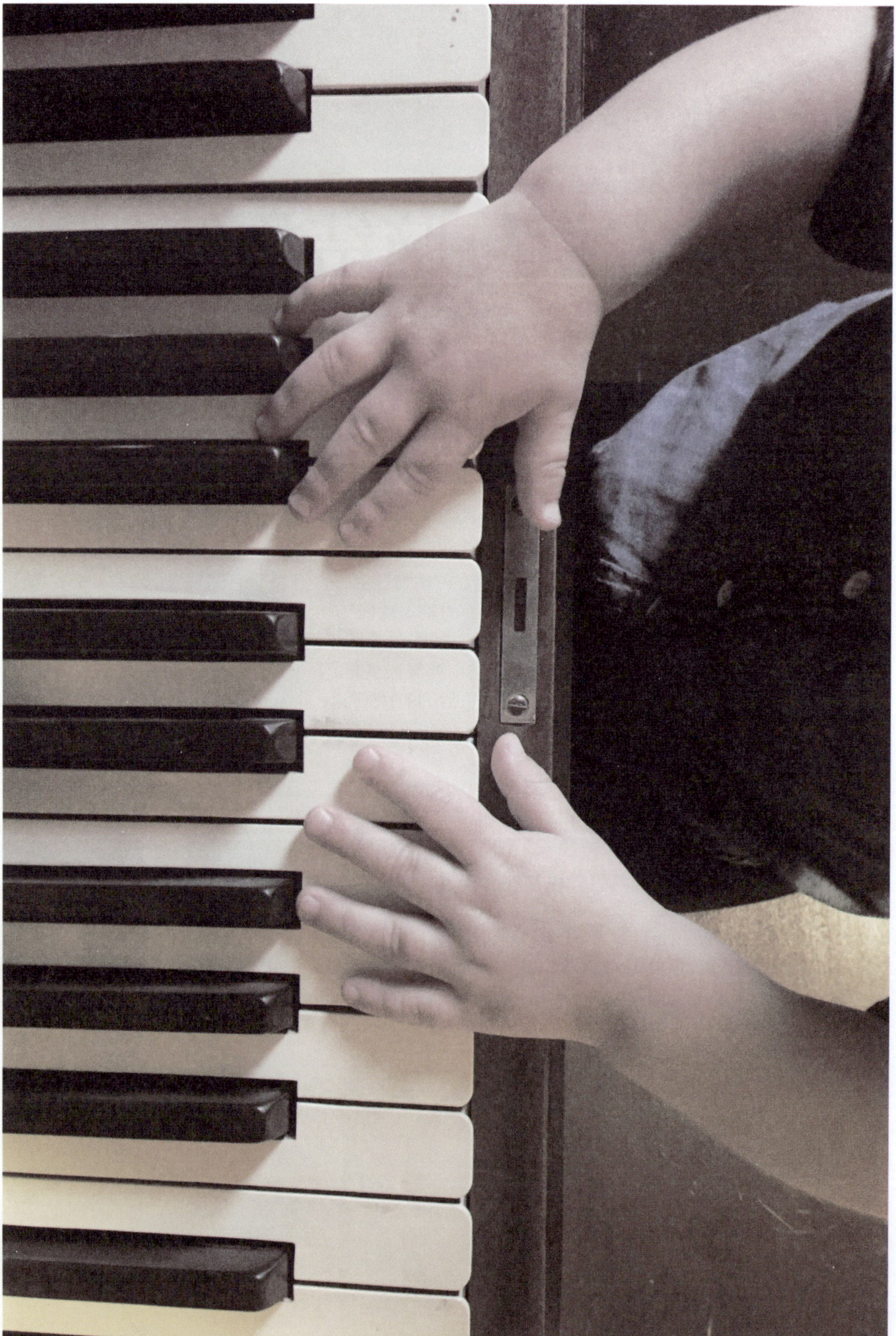

脑细胞变身术

| 李三兰

“不要问我从哪里来
我的故乡在远方
为什么流浪
流浪远方
流浪……”

回首过去的一个月，我的脑海中始终回荡着这熟悉的旋律。我永远也不会忘记刚刚度过的惊心动魄的三十天。这一刻我的身体被浓度为4%的多聚甲醛浸透，一切活动被它禁锢，眼前浮现的是那个从远方走来的自己。

我原本是星形胶质细胞

我的曾用名叫星形胶质细胞，现在的我叫诱导的神经元。

在短短一个月时间里，我与千千万万的同胞一起经历了我们生命中最大的一次冒险，脱胎换骨、重获新生。

翻一下我的族谱，其实我来自一只实验室里的小老鼠，可就在它出生后第五天的那个下午，它牺牲了。实验者将它的脑组织取出来，剪成小块分离出胶质细胞——它们就是我的祖辈，其生命力十分顽强，在经历了“剪刀手”胰蛋白酶的围攻后，在组织块中被打散成一个个独立的细胞，不过也有一些同伴因为不堪“折腾”而死去。

幸存者在培养皿中生活了大概一周时间。那是平静的一周，那里有丰富的食物、充足的氧气，大家肆意生长繁衍，群体不断扩大，直到占领整个培养皿。而我，就是这些幸存者的其中一个后代。

生活不会总是一帆风顺，有一天我们正吃着糖果唱着歌，“剪刀手”胰蛋白酶再次降临，我们不得不和家人分开，最后我和一群同胞被丢进了一个小小的房间。接下来发生的事情让我终生难忘。

一群我们从未见过的生物入侵了我们的房间，它们像异形一样包围我们，吸附在我们身体表面，褪去外衣，然后神秘地进入了我们的身体。后来我才知道它们的名字叫做慢病毒。慢病毒将能够影响神经元命运的种子撒在我们的身体里，它们快速地生根发芽，我们的世界也随之发生了翻天覆地的变化。

眼看着有些同伴在挣扎中死去，尸体就漂浮在我周围，而我自己也能感觉到自身正在发生着剧变：被入侵大约一周后，我发现我扁平的身体开始变得圆鼓鼓，新长出来的手也是又细又长；与此同时，我的内心也发生着奇妙的变化，似乎有一股力量要喷涌而出。再看看身旁的同伴，活下来的大多已经不是原来的模样，不过也有极少数同胞幸免于病毒感染，依旧是当初的样子。

每隔两三天，实验者给我们补给营养的时候，我们也趁机放放风。有时候我们会被放到显微镜下，在聚光灯下我们成了舞台的主角。

“诱导得不错，好多看起来都像神经元！”

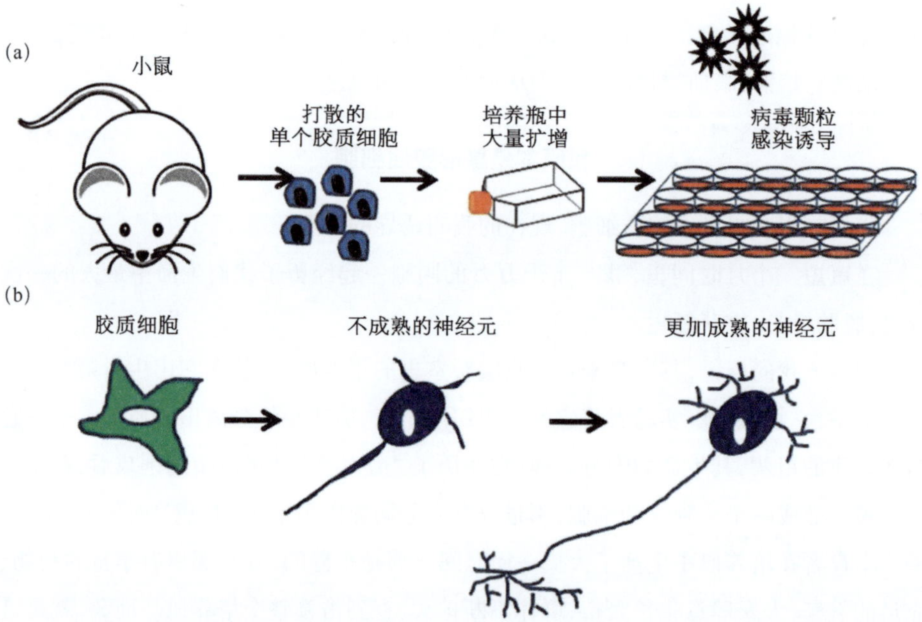

从小鼠脑中分离出胶质细胞，并通过病毒感染诱导其成为神经元 （李三兰 绘制）

从他们的对话中，我知道，我已经有了一个新的名字——诱导的神经元。

诱导的神经元，诱导的神经元……我不停念叨着这几个字，心中的疑虑也一天天在生长：

为什么要把我们胶质细胞诱导成神经元？

诱导的神经元与真正的神经元有什么不一样？

我的祖先是胶质细胞，现在我到底是什么？

我忍不住问身旁的小伙伴，可他也仅仅知道神经元与我们的祖先——胶质细胞一样住在脑袋里而已。既然同样都是脑细胞，为何要让我们经历痛苦被诱导成神经元？

对于真正的神经元，我所知甚少。看着自己的身体，我开始想象神经元的样子。难道就和我现在一样，有着圆鼓鼓的身体和长长的手？

三周过去了，我的手变得更长了，还像树枝一样长出很多分叉。我遇到的细胞也越来越多，有些只是擦肩而过，而有些则会建立深厚的友谊，就像命中注定，我们会联系在一起。听同伴说，这种特殊的联系叫做突触，突触让神经元彼此交流、心意相通。

但我心中还是有很多疑惑没有解除，直到有一天，碰到另一位博学的同伴，它给了我答案。

它见到我的时候甚是欢喜，还不停夸赞我的美貌、我的成熟。我却不以为然。它告诉我，它也是诱导的神经元，虽然它的手还是又短又粗，看起来还是有几分胶质细胞的模样。即便如此，它还是以此为傲，因为它也算是半个诱导的神经元了。

"胶质细胞和神经元本来就是宗亲，不过在外人看来，神经元是贵族，胶质细胞只能算平民。神经元与神经元组成的网络可以实现各种功能，这就是神秘而伟大的神经网络！可是如此优秀的神经元也有着天生致命的弱点。它们结构精细，却容易受伤，关键是受伤后修复能力有限，因为神经元一旦生成就很难再分裂。如果神经元受伤了，大脑的功能会受到严重的影响。胶质细胞似乎生来就是配角，它们总是围着神经元转悠，忙忙碌碌一生也很难被人们记住。有多少胶质细胞梦寐以求能够变成神经元，变得被人们重视！直到有一天，机会从天而降，它们被选中，被诱导，变成了神经元。这个过程即使痛苦万分，即使它们中的有些细胞变得不伦不类，或者哪怕变得有一点点像神经元，它们都会欢欣鼓舞，死而无憾！想一想那些没有走到现在的同胞，它们就倒在我们身旁，幸存的我们应该加倍努力变得更成熟、更接近真正的神经元……"

听着它的述说，我慢慢释然了。对于成为真正的神经元，我也充满了向往，可是又忽然变得不安。我不知道现在的我是否已经成为真正的神经元，我是否能够替代那些伤病甚至死亡的神经元发挥正常的功能。

一个月很快就过去了，在这个小小的才两平方厘米的培养皿空间里，我有了自己的朋友圈，我们的手紧紧握在一起，彼此分享最新的动态，见证点滴的成长。

我是真正的神经元吗？

终于有一天，我被拿出培养箱，实验者用一种称为膜片钳的技术为我做生理检查，看我能否成为一个合格的神经元。我充满了自信，因为至少从外表来看，我已经接近一个成熟神经元的样子了。等了半天，终于轮到我了。一根管子吸住我的身体，我打了个趔趄，不过还是站稳了脚跟。实验者打开一个检查项目，点击开始，然后满眼期待地盯着屏幕。突然我全身发麻，原来是触电了，紧接着我又感受到那股曾经在我体内喷涌的力量，是那么强大，那是我的心跳，在屏幕上跳出一座座高高的山峰。"哇，好多动作电位，这个神经元诱导得相当成熟呀！"实验者惊喜地说道。

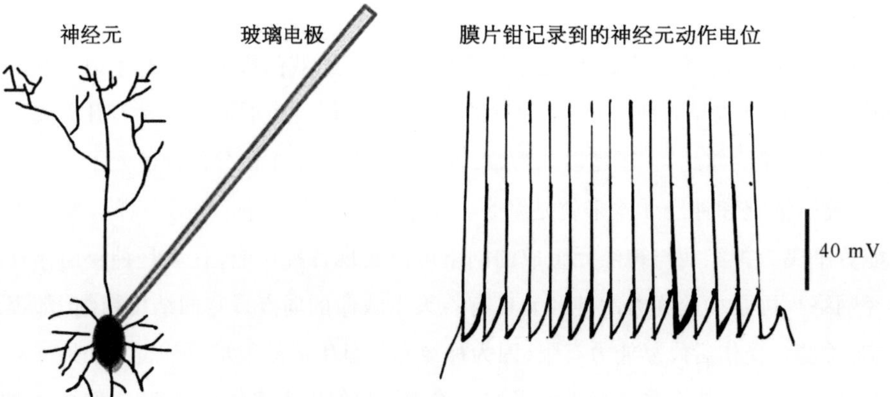

用膜片钳技术检测神经元的生理活性 （李三兰 绘制）

这不是科幻，这是科学，实实在在的科学。

我们所经历的从胶质细胞转变成神经元的过程叫做转分化。像胶质细胞这样能被转化成神经元的还有很多其他类型的细胞。比如最常见的成纤维细胞，这种细胞易于获得而且培养简单，是转分化的首选。

我们胶质细胞与神经元本是同根生，从某些方面来讲更接近神经元，这也是我们被选中的原因之一。另外大脑里有数量颇丰的胶质细胞，如果可以在神经元生病的地方将我们就地转化，或许能为治疗如帕金森病、阿尔茨海默病等神经系统顽疾增加一种选择。

希望总是美好的，要让这项技术更好地投入应用却还有很多现实问题亟待解决。比如，如何诱导得到特定类型的神经元（如多巴胺能神经元）？人的大脑区域差异很大，不同区域的同种神经元生活习性也很可能不一样，那么如何得到带有区域特征的特定神经元？转分化的过程迅速而剧烈，但是神经元命运的火种是如何在胶质细胞里引燃的？

路漫漫其修远兮，人将上下而求索。

生理检查终于结束了，离开温室的我们已经被空气中的细菌包围，我们精疲力尽，奄奄一息。还有另一项检查在等着我们。

形态变化上我们看起来已经成功，可本质上我们已经成为神经元了吗？神经元与胶质细胞表达的很多蛋白质都不一样，而正是神经元才有的蛋白质在执行着神经元的特殊使命。比如现在的我和其他诱导的神经元是通过我们之间形成的突触结构进行交流的，而胶质细胞之间是没有这种所谓的突触结构的。神经元突触的形成及其正常运行需要很多特定蛋白质的参与，比如需要一种称为突触蛋白（synapsin）的蛋白质。再比如，现在我的手又细又长，我的骨架已经变成神经元特有的了吗？

接下来的检查中，实验者将通过抗体染色进行检测。所选取的抗体是能够特异性识别并结合这些蛋白的。实验者拿出早已为我们准备好的试剂，上面标示的是4%多聚甲醛。这是一种交联剂，也是一种防腐剂。喝下它，我的细胞膜将不再流动，我的心脏将不再跳动，仿佛被《冰雪奇缘》里面的姐姐施了魔法，转眼间只见千里冰封，万物凝固……紧接着实验者将特定的抗体孵育在我们周围，抗体进入我们体内，凭借着本能找到它独一无二的另一半——抗原（就是神经元体内的各种蛋白质），它们紧紧结合在一起。那实验者是怎么发现它们的呢？巧妙的是，实验者早已偷偷地在抗体身上安了一盏“灯”，没错，那就是荧光基团。荧光基团能够被激发出特定波长的光，比如常见的红绿蓝可见光，还有红外不可见光。在荧光显微镜的帮助下，特定的抗体就显示出它所结合的蛋白。眼见为实，这样，实验者就可以看到我是否带有神经元的蛋白质了。

我知道我即将死去，可是我并不害怕，“死得其所”四个字是我想说的。胶质细胞转分化成为神经元的道路还很长，我的牺牲是为了其他同伴更好地走下去，所以我愿意。或许永远也没人知道在被多聚甲醛浸透的那一刻，我痛并笑着……

（谨以此文，献给那些为科学实验牺牲的小老鼠，以及它们的胶质细胞。感谢给予笔者修改意见的唐骋、袁洁、尹陈、邓菡菲、饶志萍和韩素娥等同学）

（审稿：程乐平　顾勇）

缤纷世界既可赏心悦目，亦可塑造大脑

| 于 翔

跨脑区可塑性

大脑的认知功能依赖于精确神经网络的建立。一个刚出生的婴儿几乎已经拥有他（她）未来大脑中的所有神经细胞，然而它们之间的连接还没有完全成型。外界因素，特别是来自环境的各种感觉刺激，能够调控发育早期大脑中神经元的生长与功能性连接的形成（即突触的形成）。在人类的大脑皮层中，这个过程一般在出生后几年内完成，而生长周期更快的小鼠中则可在几周内完成。已有很多科学家研究了感觉刺激对大脑皮层发育与功能的影响，例如视觉的剥夺会导致视皮层（即主要处理视觉信息的大脑皮层区域）神经网络功能的减弱。更有趣的是，感觉剥夺还会影响其他脑区的功能，如失明的人可能有更灵敏的听觉。前人关于跨脑区可塑性的研究主要集中在成年个体上。那么，在发育早期，是否也有同样或者不同类型的跨脑区可塑性呢？

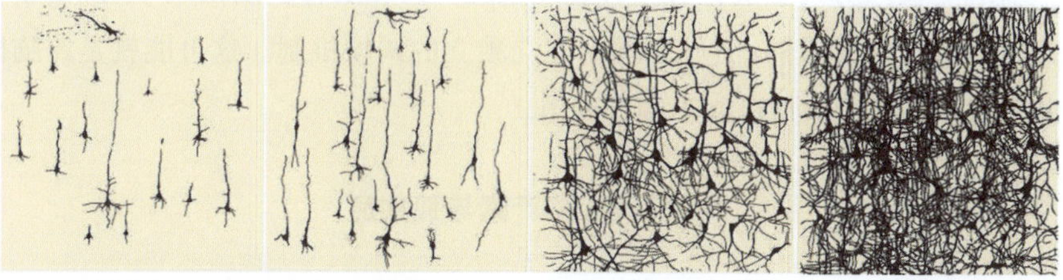

新生儿　　1个月　　6个月　　24个月

人类大脑皮层发育的进程 （于雪菲 据Courchesne et al.，2007绘制）

为回答这一问题，科学家剥夺了幼年实验小鼠的部分感觉，比如拔掉小鼠的胡须从而剥夺其触觉输入，或者将小鼠饲养在黑暗环境里，剥夺其视觉输入。研究发现，从出生起就对小鼠进行触觉或视觉剥夺，不仅影响对应大脑皮层的发育，还减缓了其他感觉皮层的发育，这主要体现在突触数目和突触传递功能的降低。除突触传递发生变化外，这些幼年个体的感觉相关功能是否也有所改变呢？研究结果显示，触觉剥夺的小鼠的视觉功能的确比同笼有胡须的小鼠差，提示单一的感觉剥夺会减缓大脑的整体发育，说明大脑的多个感觉皮层在发育早期，存在跨脑区可塑性。

催产素的作用

感觉输入是如何影响多个大脑感觉皮层的功能呢？进一步研究发现，由下丘脑分泌的神经肽催产素是介导跨脑区可塑性的关键分子。催产素最早被发现在催产、分娩和泌乳过程中起重要作用，后来还发现催产素参与调节哺乳动物的社会行为，包括促进人与人之间的信任感、眼神交流、面部特征识别等。最近的研究更发现了催产素一个新功能——对大脑皮层早期发育有促进作用。

科学家推测，催产素是调控跨脑区神经可塑性（neuroplasticity）的关键：感觉剥夺的小鼠催产素表达低，而通过丰富环境饲养、增加自然感觉刺激可以增加催产素的表达，提示催产素的表达量与小鼠感觉输入的强度有关；不仅如此，被敲除了催产素基因的小鼠不能自己产生催产素，其大脑发育与感觉剥夺的小鼠一样缓慢，提示催产素分子对感觉依赖的脑发育是必要的；最后，外加催产素可以加速感觉皮层的发育，提示它对脑发育是充分的。此外，外加催产素或者通过丰富环境饲养增加自然感觉刺激，可以挽救感觉剥夺导致的脑发育减缓。这样一来，其中的机制就比较明了了：感觉刺激可以导致下丘脑催产素的合成和分泌，而催产素可以促进大脑感觉皮层的发育。发育早期，神经网络还处于初级形成阶段，脑区间可能存在功能上的协调，也就是所有感觉输入对大脑发育有一种叠加效应。而在发育晚期或成年后，由于大脑的神经网络都已基本成熟，各脑区间会建立独立的调控机制。这可能就是跨脑区可塑性在发育早期和成年后机制不同的缘由。

丰富环境、催产素与孤独症

一位名为赫伯（D. Hebb）的科学家发现，如果把实验室的大鼠带到家中饲养的话，这些大鼠会比饲养在实验室的大鼠更显聪明。他由此创建了一套丰富环境饲养行为范式。

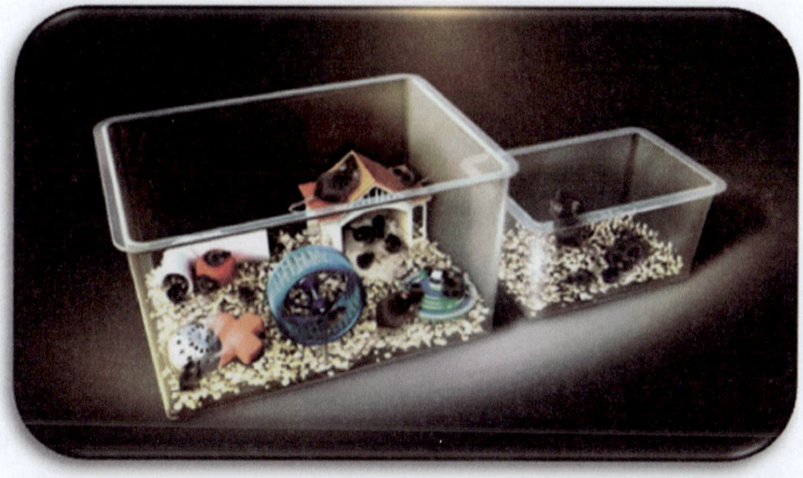

丰富环境饲养范式（左）与普通环境饲养范式（右） 丰富环境鼠笼的面积是普通鼠笼的两倍大，里面饲养了两窝小鼠，有更大的活动和娱乐空间、更多的同伴，普通鼠笼里只有一窝小鼠；丰富环境鼠笼里有棉花、卷纸、布料等以加强触觉输入，香料球可以增强嗅觉刺激，颜色丰富的物体增加了视觉刺激，跑轮和管道可增强小鼠的运动，而普通鼠笼里几乎没有其他东西。

《精神疾病诊断统计手册》对孤独症的诊断标准

A. 在各种情景下持续存在社会交流和社会交往缺陷，且不能用一般的发育迟缓解释，符合以下三项。

（1）社会-情感互动缺陷；

（2）用于社会交往的非言语交流行为缺陷；

（3）建立或维持与其发育水平相符的人际关系缺陷。

B. 行为方式、兴趣或活动内容狭隘、重复，至少符合以下其中两项。

（1）语言、运动或物体的运用刻板或重复；

（2）过分坚持某些常规以及言语或非言语行为的仪式，或对改变的过分抵抗；

（3）对特定的物品或话题有非常强烈的喜好；

（4）对感觉刺激反应过度或反应低下，对环境的感觉刺激表现出异常的兴趣。

C. 症状在儿童发育早期就已出现。

D. 症状严重影响正常生活。

丰富环境饲养行为范式以丰富环境和更多的感知觉刺激、更多的与同伴的交流促进脑发育，并且能在实验动物上增加催产素的表达。那么，这对理解脑发育的过程或者对有感觉输入异常的儿童的治疗有什么借鉴意义呢？

尽管父母对一个失明幼儿的抚摸不能让他（她）重新看到世界，但更多的触觉、听觉、嗅觉等感觉刺激却能缓解由于缺乏视觉输入而导致的其他大脑皮层区域发育的缺陷。这对孤独症谱系障碍（简称孤独症或自闭症）研究也有重要的借鉴作用。

在美国精神病学会最新发布的《精神疾病诊断统计手册》（*The Diagnostic and Statistical Manual of Mental Disorders*）（第5版）中，孤独症的诊断标准添加了一条"对感觉刺激反应过度或反应低下"的标准。感觉过度敏感或低下在孤独症儿童中普遍存在，且表现时间普遍早于社会交流障碍。催产素由于其对社交功能的促进作用，已成为治疗孤独症的热门药物之一。

研究结果提示催产素在发育早期就对感觉皮层的神经环路形成有促进作用。鉴于孤独症患儿经常伴随感觉输入的异常，孤独症患儿脑内的催产素表达水平或许也存在异常，那么催产素也许可以用来改善患儿的症状，当然这一切有待进一步研究。此外，通过自然感觉刺激来增加催产素的表达，从而促进幼年孤独症患儿的大脑发育，也是一个值得探讨的行为干预与治疗的方式。

（审稿：何杰　顾勇）

参考文献

Courchescne E, Pierce K, Schumann C M, et al. 2007. Mapping early brain development in autism. Neuron, 56: 399–413.

Zheng J J, Li S J, Zhang X D, et al. 2014. Oxytocin mediates early experience-dependent cross-modal plasticity in the sensory cortices. Nat Neurosci, 17: 391–399.

赢家通吃：神经环路修剪的竞争机制

| 边文杰 于 翔

当我们仰望星空，常常惊叹于群星的繁丽与宇宙的广袤，惊叹于隐藏在那深邃无边的空间里人类未知的秘密。然而，就在我们每个人的身体里，也隐藏着一个同样复杂且神秘的宇宙：大脑。大脑包含约1 000亿(10^{11})个神经元——这个数字是整个银河系恒星数量的10倍，其中平均每个神经元又与其他神经元形成约1 000个被称为"突触"的联接节点。正是通过这些突触，一个神经元得以接受来自其他神经元的输入信息（兴奋性的或抑制性的），并将其整合、处理，产生自身的输出信息，并通过轴突将其传递给下一级神经元。也正是通过这些突触，这1 000亿个神经元彼此间相互联接，形成数以万计的神经环路，构成一个复杂庞大的神经网络系统，神经环路上编码着各种信息的神经冲动一刻不停地奔腾着。通过眼、耳、鼻、手接触到外界的影像、声音、气味、质地，形成的感觉刺激被感官转换为神经环路上的电化学信号进入大脑，让我们有了视觉、听觉、嗅觉和触觉。而在我们需要对这些外界刺激做出响应时，带有"指令"信息的神经信号又从大脑中枢传递到身体各部位，驱使身体器官产生各种自觉或不自觉的反应。

大脑的可塑性与发育中的树突棘变化

然而，大脑与外部世界的"互动"远不止这么简单的信息交换。科学家早已发现，大脑某些功能会在外界刺激影响下发生改变，即大脑具有可塑性。例如，普通人经过训练，能分辨出原来不能分辨的色彩、形状、味道或质地。同样，人也能够通过学习获得一些永久性技能，比如说外语、骑自行车或弹钢琴。对新技能的学习往往具有一定的“关键期”，错过关键期，学习的效果会显著下降，甚至根本学不会。大脑这些可塑特性提示，大脑神经元的相互联接状态——就是那些负责感觉、运动、记忆、情绪的神经环路——并非一成不变，而是不断在外界刺激的“调教”下进行修正、重塑。正如我们看到的，即便是在基因水平上完全相同的同卵双胞胎，也会发展成拥有不同能力、个性和情感的独立个体，提示他们脑中的神经环路联接状态是有差别的。换言之，正是源自外界的不同经历和生活体验把我们塑造成一个个独特的个体。这种塑造作用是怎样发生的，外界刺激如何影响神经环路的形成与可塑性，一直是科学家苦苦探寻却尚未完全解答的问题。

神经元之间的信息传递通过突触实现，因此突触也可看作是神经环路的基本节点。大脑中绝大部分的兴奋性突触位于神经元的树突上，它由两部分构成：负责传出信息的是来自上一级神经元的轴突末端，而负责接收信息的是下一级神经元树突上一种“棘刺”状的凸出结构，称作“树突棘”。这些树突棘最初由被称为“现代神经科学之父”的19世纪西班牙神经解剖学家拉蒙–卡哈尔（Santiago Ramón Y Cajal，1852—1934）用手绘的方式记录与描述。而树突棘作为突触后的主要结构承担神经信息传递的功能，在20世纪中晚期才通过电镜、电生理、光学成像等方法得以验证。通过分析神经元上树突棘的数量与形状，可以估算出神经环路中联接的多少与强弱。研究发现，树突棘的数量在出生后早期急速增加，提示在幼年发育过程中，神经元之间形成大量的突触联接。有趣的是，在个体经由青春期逐渐进入成年期的过程中，树突棘的总数量反而显著减少，也就是说已形成的联接会被“修剪”，使整个神经网络的联接更精确。这一“树突棘修剪”过程对大

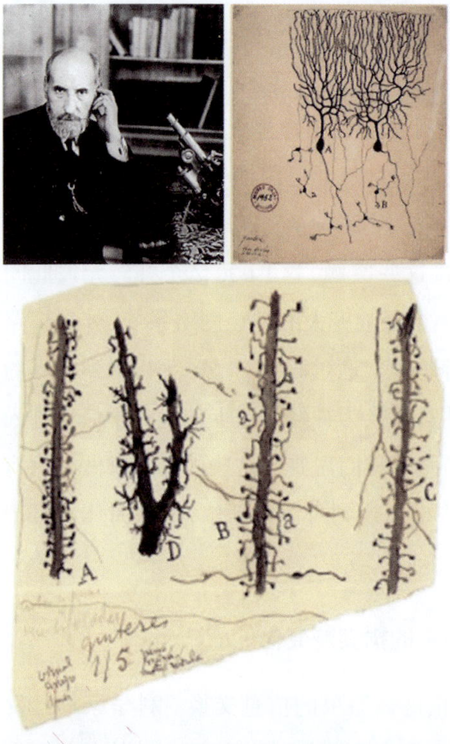

拉蒙–卡哈尔及其手绘的小脑浦肯野神经元和不同形态的树突棘

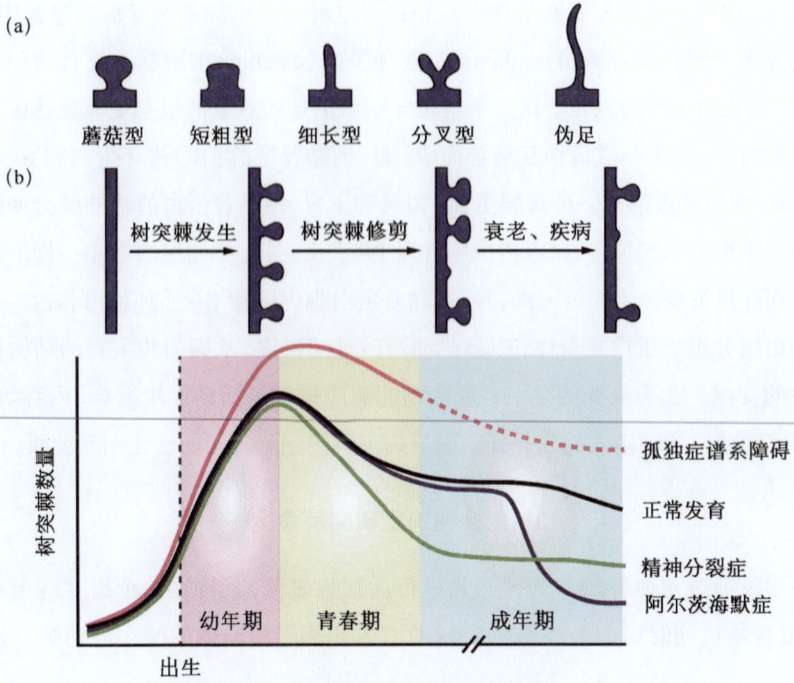

4种树突棘类型和伪足的形态示意图

正常发育、孤独症、精神分裂症、阿尔茨海默症等状态下，脑内树突棘数量的变化。

脑的正常功能至关重要，例如在孤独症、精神分裂症等发育性神经系统疾病中，均发现树突棘修剪的异常。然而，关于是什么分子机制调控这一修剪过程，并在修剪过程中决定树突棘的命运——被修剪掉或者得以存活——依然所知甚少。

竞争机制驱使神经环路成熟和修剪

小鼠的触须是一种非常发达的感觉器官，小鼠的觅食、探索、感知危险及其他日常活动都有赖于触须的感觉输入。科学家利用与小鼠触须感觉对应的大脑感觉区域——桶状皮层——作为模型，来尝试解答上述问题。首先发现该脑区在发育过程中的树突棘修剪受到触须感觉经验的双向调控，且与树突棘形态的成熟度协同变化，即通过丰富环境饲养增加小鼠的感觉输入能够同步加速树突棘的修剪与其形态的成熟，而剪除触须则同时阻止这两个过程的进行。据此推测树突棘的修剪与成熟是由同一种竞争机制所介导：相邻的树突棘会竞争胞内的某种分子资源，获胜的树突棘得以存留下来并走向成熟，而失败一方则接受被修剪的惩罚。

那么，这种分子资源到底是什么？在探寻这种分子资源真实身份的过程中，一类独特的分子——钙黏着蛋白（cadherin）/连环蛋白（catenin）细胞黏附复合物（简称3C复合物）进入科学家的视线。这是一类位于突触的递质释放区域与受体表达区域的蛋白复合物，由三个主要成员相互结合而成：N-钙黏着蛋白、β-连环蛋白和αN-连环蛋白。N-钙黏着蛋白是一种跨膜蛋白，树突棘上N-钙黏着蛋白的胞外段会伸到突触间隙中与轴突末端的N-钙黏着蛋白胞外段“搭”在一起，如同魔力黏扣一样形成黏附效果。而在树突棘细胞膜另一面，N-钙黏着蛋白胞内段和β-连环蛋白、αN-连环蛋白等蛋白组分组成蛋白复合体，招募肌动蛋白骨架聚集，从而为树突棘的结构提供了物理性的支撑。尤为重要的是，3C复合物能响应神经电活动发生上膜、内吞等变化，从而将突触前电活动输入的变化和突触后树突棘内细胞骨架的变化相互关联。

3C复合物决定树突棘命运

科学家通过对体外培养的神经元进行活细胞成像，发现在单个树突棘上局部富集3C复合物可同时引起被操作树突棘的增大和相邻树突棘的缩小或消失。通过光

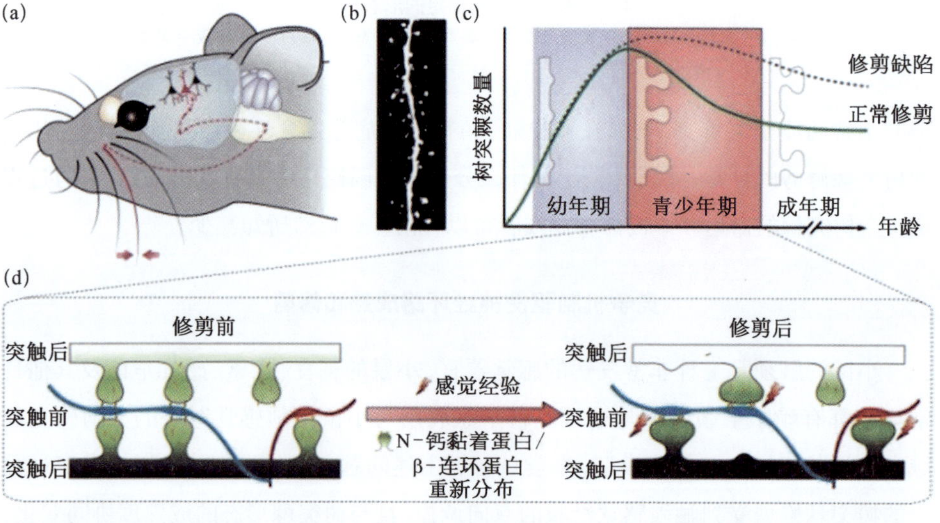

小鼠触须的感觉刺激输入与相应脑区发育过程中树突棘修剪竞争模型 (a) 小鼠触须接收到的感觉刺激传入到躯体感觉皮层神经元（虚线为其传导途径）；(b) 躯体感觉皮层桶状区域第2/3层锥体神经元的树突棘示例；(c) 躯体感觉皮层神经元树突棘数目在正常（绿色）和修剪缺陷（灰色）情况下随年龄变化的趋势；(d) 钙黏着蛋白/连环蛋白复合物介导树突棘修剪的竞争模型：由感觉经验所带来的神经电活动增强导致相邻树突棘之间相互竞争胞内钙黏着蛋白/连环蛋白复合物，这一竞争导致后者在树突棘之间的重新分布：获得复合物较多的树突棘得以存留、成熟，而失去该复合物的树突棘则被修剪。

遗传学手段激活单个树突棘，并与相邻未激活的树突棘比较，发现了类似的树突棘命运分化：前者增大而后者被修剪，并且这一过程依赖于3C复合物在两个树突棘中的重新分布。这种树突棘的命运分化取决于两个树突棘之间的物理距离和N-钙黏着蛋白的运动性，不依赖于蛋白合成或降解，进一步说明两个树突棘是对现存的3C复合物进行竞争，不是各自对其进行合成或降解。

在体条件下，通过结合小鼠基因操作和定点病毒注射，使小鼠桶状皮层中的一部分树突棘在突触前拥有更高的3C黏附水平。实验结果发现在经历了正常修剪之后，这些树突棘更多地被保留下来，且形态更成熟，而其邻近的低黏附的树突棘则更多地被修剪掉。进一步的实验表明，感觉经验对于树突棘修剪和成熟的调控也依赖于3C复合物的作用。

虽然距完全解开大脑可塑性的奥秘还很遥远，但通过这些工作知道，在青春期的神经环路精确化过程中，存在一类关键且有限的分子资源。这类能够促进细胞黏附的3C复合物能够加强树突棘和它的突触前“小伙伴”——轴突末端——之间的黏附作用，从而使树突棘变得更稳定。然而好东西总是稀少的，细胞内正常的3C复合物并不能满足每个树突棘的需求，因此相邻的树突棘之间就会产生对这类分子的竞争。那些接受强输入的树突棘更容易在这样的竞争中胜出，抢夺到更多3C黏附复合物。一旦最初的优势形成，便一发而不可收，越来越多的3C复合物以一种正反馈的方式不断积累到获胜的树突棘中，而那个失败的树突棘不断失去3C复合物，只能任由自己的结构松散、崩溃，最后难逃被修剪的命运。神经系统以这样一种简单的竞争机制保证了使用频率较高、输入较强的环路联接被保留下来并得以强化，而使用频率低、输入较弱的联接被去除，从而使系统资源得到最优化的分配，神经环路的联接更加精确。这一基于有限分子资源的竞争分配机制，在亚细胞层面印证了那条“用之或弃之”的神经科学基本概念，拓展了对于神经环路精确化和大脑可塑性的理解，且很可能代表了生物系统的一种普遍策略。

（审稿：顾勇　何杰）

参考文献

边文杰，于翔. 2015. 树突棘的动态变化与调控机制. 生命科学, 27(3): 294–305.

W J Bian, Miao W Y, He S J, et al. 2015. Coordinated spine pruning and maturation mediated by inter-spine competition for cadherin/catenin complexes. Cell, 162(4): 808–822.

大脑的海洋：脑脊液

| 唐　骋

人类靠什么走到现在这一步？大脑肯定榜上有名。在漫长的演化中，人类的大脑总体上呈现越来越大的趋势——跟那些脑容量只有约500毫升的“老祖宗”南方古猿比起来，晚期智人的脑容量快高到原来的三倍，达到1 400毫升左右。有了这样名副其实的大脑，当我们在博物馆围观我们祖先用精良的工具碾压那些脑容量只有几百毫升的野兽时，一种智力上的优越感油然而生。

脑袋越大越聪明？

作为顶着大脑袋的“裸猿”，我们想当然地会产生一种直观的感觉：脑袋越大越聪明（蓝鲸表示，它就只能呵呵一下了），所以也难怪各种影视作品里面拥有高科技装备的外星人往往都是一副大头娃娃的模样。

前不久，几位加拿大和美国的科学家在《神经影像》（*NeuroImage*）杂志上发表的一项研究指出，从大样本的平均数据看，人的大脑在早上会比其他时候更大一点点。按那种想当然的论点，我们早上就应该比较聪明咯？可这似乎又与自己的日常经验相违背——我明明只觉得“早起傻一天”而已，哪里更聪明了？再说了，我们的脑子应该也不会傲娇到早上长点个子，到下午又缩回去吧……

那么，如果数据没有错，人的脑袋为啥会变大变小呢？尽管做这项研究的科学家并没有对此刨根问底，不过他们提出了一个假说作为可能的解释，那就是脑袋之所以变大，是因为你的脑子里进“水”进多了。

脑脊液：脑子里进的“水”

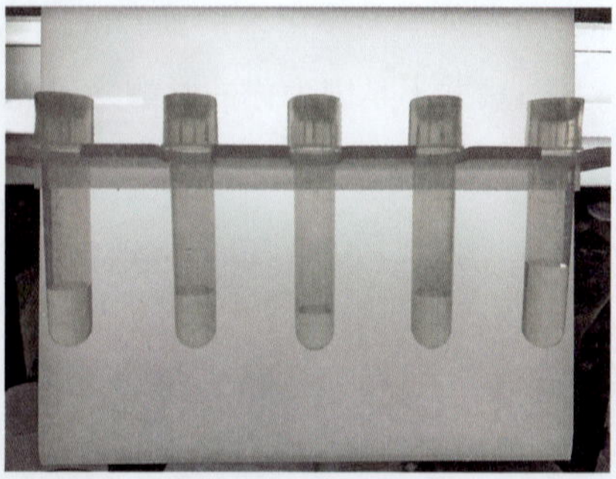

从脑中抽出的脑脊液，正常的脑脊液通常澄清透明 （严晶晶 摄）

能进脑子的水自然不是一般的水，这种“水”叫做脑脊液(cerebrospinal fluid)。恰如其名，这种看起来澄清透明的液体只存在于大脑和脊髓中。事实上，你的整个大脑完全就浸泡在脑脊液中。

那脑子里的水是怎么进去的？

大脑表面堪称千沟万壑，充满各种各样的小空隙，深入脑子的内部，就会发现更多更大的空隙。其中，较大的空隙称为脑室(ventricle)，那里生长着一簇一簇树丛状的小静脉，称为脉络丛(choroid plexus)。这些脉络丛便是脑脊液的“水源”，脑脊液在这里源源不断地产生，而后顺着脑内外的空隙流到整个颅腔和脊椎内。而在大脑外围，又有一层遍布血管的软膜，膜上血管纵横交错如同蜘蛛网，解剖学上称为蛛网膜(arachnoid)。脑脊液正是经由蛛网膜上的颗粒状结构，即蛛网膜颗粒(arachnoid granulation)又回归到静脉中。

脑脊液从脑室脉络丛中产生，流遍整个中枢神经系统，最终归于蛛网膜颗粒，犹如脑中永不停息的河流。脑室的脉络丛每天会产生约500毫升脑脊液，但由于这些脑脊液又不断被大脑组织吸收，因此正常人脑中一般保持着100～160毫升游离的脑脊液。

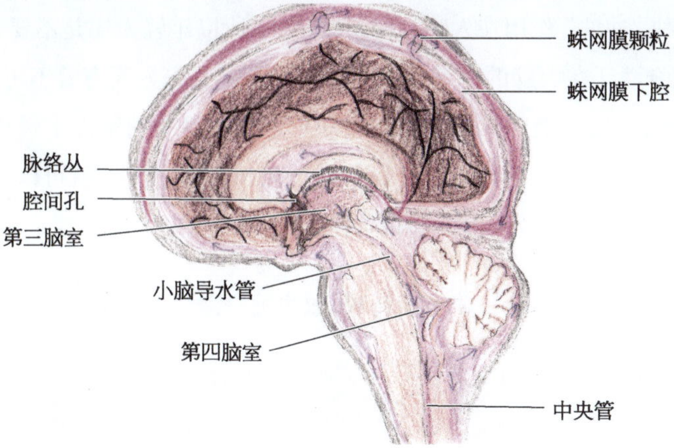

脑脊液在脑中流动的示意图 （严晶晶 绘制）

根据那几位科学家的假说，由于人睡觉的时候是平躺的，脑脊液的压力分布与站立时有差异，加上一些内分泌方面的原因，导致人早上起床时，脑中会有更多的脑脊液，这可能就是多出来的脑脊液把脑子“撑”大了。换句话说，早上脑子大出来的那一丁点，并不是因为你一觉醒来灵光乍现，可能只是脑被脑脊液“泡发”了而已。

攸关性命的脑脊液

作为能在脑这样“中央机构”里来去的液体，脑脊液有什么特别之处？科学家对此进行了大量研究，结果却发现脑脊液的成分稀松平常，99%以上是水，外加一些无甚特色的蛋白质、糖类和无机盐类等。这脑子里进的水居然差不多是人体内最接近纯水的液体了，要它何用？

用处可大了。

如果你在涮火锅的时候观察过猪脑子，你会发现盘子里的脑子虽然结构基本没有受到破坏，但在形态上都像是瘪了气的轮胎一样软塌塌的一坨——因为脑当中几乎没有任何刚性结构，会被自身的重量压扁。

怎样才能不被压扁呢？这就需要脑脊液了。由于脑的密度和脑脊液几乎相等，因此脑脊液提供的浮力刚好可以抵消脑自身的大部分重力。某些很罕见的疾病，比如脑脊液鼻漏，有可能导致脑脊液过少，继而导致大脑出现形变（也就是脑疝），影响大脑功能，严重时甚至造成永久性脑损伤。

此外，不断更新、流动的脑脊液还日夜不停地洗刷着我们的神经中枢，带走神经细胞产生的代谢废物和坏死的细胞碎片。如此看来，脑脊液循环才是名副其实的“洗脑”！这种“冲洗”作用在人睡眠时最为活跃，所以年轻人还是不要老熬夜为好。

此外，脑脊液还在大脑的免疫、运动缓冲、维持稳态等方面有着不可或缺的作用。从临床医学来看，脑脊液的成分还可以反映中枢神经系统的很多生理指标——有时医生不用打开脑颅，只要在尾椎上做个穿刺，抽取一些脑脊液，就可以知道大脑的一些状况，大大降低了检测难度和患者的风险。

成也脑脊液，败也脑脊液

然而，正所谓“水能载舟亦能覆舟”，大脑这个悬浮在脑脊液中的“小舟”也不能免俗。如果河川被堵塞，河水就会上涨，形成堰塞湖。同理，如果大脑中的间隙被阻塞，脑脊液也会在大脑中积聚起来，这就是脑积水（hydrocephalus）。脑积水会令脑部被挤压变形，严重时可导致脑功能受损，这种危险的"脑子进水"可就一点也不好笑了。

由于成年人的颅骨比较坚硬，颅腔体积一般很难改变，因此发生在成年人身上的脑积水通常会导致脑组织被压缩，X光片可以直接显示脑积水患者的脑室体积膨胀，并挤占了周围脑组织的空间。

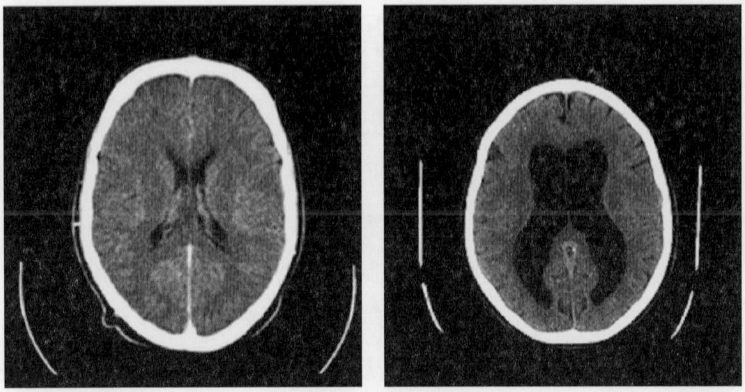

正常人（左）和脑积水患者（右）的脑部断层扫描图像　患者脑中部黑色蝴蝶状的脑室充满了脑脊液，脑组织受到严重挤压。（图片来源：Lucien Monfils/commons.wikimedia.org）

脑积水最夸张的病例可能是一位法国的公务员，他脑子里进的"水"是如此之多，以至于脑组织被压扁成了薄薄的一层。不过令人吃惊的是，虽然他的脑组织已经少得快找不着了，但是他的智力并没有明显受损，照样娶妻生子，上班工作，实在是医学史上的一桩奇闻——同时也成为广大法国民众喜闻乐见的自黑话题——"在法国，当公务员连脑子都不需要！"

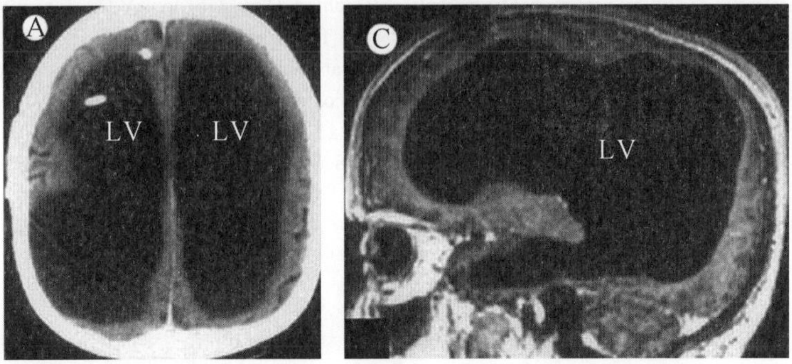

史上有记载的最夸张的脑积水病例　脑部断层扫描图显示，积水的侧脑室（LV）将脑组织压迫得几乎都看不见了。（图片来源：Feuillet，2007）

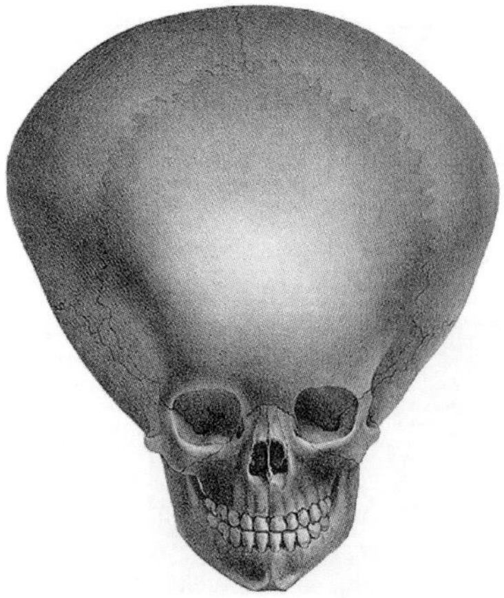

18世纪一脑积水患儿的颅骨素描
（图片来源：Vimont，Engelmann/Scan by NLM/wikipedia.org）

而如果脑积水发生在新生儿身上，那结果就有些恐怖了。由于新生儿颅骨还没有结合成一整块，因此他们的颅腔具有很大的形变潜力。一旦新生儿出现脑积水症状，越积越多的脑脊液会把他们的头部像吹气球一样地吹起来，形成大头娃娃的状态。

在医学高度发达的今天，无论脑子里的“水”太多，还是太少，都已经不算是很棘手的病症了。对于患有脑积水的患者，可通过外科手在患者脑室中植入水管，像给堰塞湖开掘泄洪道一样，将脑中多余的脑脊液引流出来。

不过话说回来，我们的大脑其实还是具有很强可塑性的，即便是曾经被脑脊液严重挤压的大脑，在压力解除后也会缓慢恢复原状，可能不会留下任何后遗症。也许人生亦是如此，年少无知时，那些回过头来看觉得“脑子进水了”的时刻，可能其实也无伤大雅，等到生活的阅历抽走脑子里的“积水”后，你依然可以做一个豁达的智者。

（审稿：何杰　顾勇）

参考文献

Feuillet L, Dufour H, Pelletier J. 2007. Brain of a white-collar worker. The Lancet, 370(9583): 26.

Guyton A C, Hall J E. 2005. Textbook of medical physiology.11th ed. Philadelphia: W B Saunders: 764.

Kandel E R, Schwartz J H, Jessell T M. 2000. Principles of neuroscience. 5th ed. New York: McGraw-Hill/Appleton & Lange.

Nakamura K, Brown R A, Narayanan S, et al. 2015. Diurnal fluctuations in brain volume: Statistical analyses of MRI from large populations. Neuroimage, 118, 126–132.

Raichlen D A, Gordon A D, Harcourt-Smith W E H, et al. 2010. Laetoli footprints preserve earliest direct evidence of human-like bipedal biomechanics. PLoS ONE, 5(3): e9769.

Xie L, Kang H, Xu Q, et al. 2013. Sleep drives metabolite clearance from the adult brain. Science, 342(6156): 373–377.

视觉的高速公路

| 王　博

“诸位的眼睛，可以观赏你们喜爱的任何一部戏。而我不知道，到底会有多少人在观看一幕戏、一场电影或任何一个场面时，意识到让你们可以享受色彩、美景与动感的视觉是个奇迹，并对此抱有感激之情呢？”

——[美国]海伦·凯勒 《假如给我三天光明》

如果说几十亿年前生命的诞生是地球上迄今为止最美的奇迹，那么生物体的神经系统堪称这个奇迹中最耀眼的巅峰之作。成人大脑的重量约为1.5千克，体积约为1 200立方厘米，包含约1 000亿个神经元和更多的非神经元细胞。前者是神经系统结构和功能的基本单位，后者包括对神经元提供支撑和保护作用的胶质细胞，以及运输氧和养料的血管组织细胞等。大脑的复杂程度和奥妙之处被很多神经科学家认为并不亚于那广袤无垠、充满未知的宇宙。

神经系统的功能，概括起来说就是根据生物个体的需要以及外部环境的变化来控制或调节自身的行为以及内环境的稳态。这个过程抽象下来就是获取信息、处理信息和输出信息。就像使用计算机时通过键盘鼠标将信息输入，经过相应的运算后，通过显示器输出结果。即便从最基本的生存层面来看，每个生物个体都需要感知周围环境，并对外界变化作出相应反应。野外生活的动物须敏锐地发现猎物才能进行捕食，及时地察觉天敌才能躲避危险。

外界环境信息的获取及处理，主要由感觉系统来负责，包括视觉系统、听觉系统、嗅觉系统、味觉系统和触觉系统等。在生物体获取的所有外界信息中，视觉信息占很大比例，尤其对于高等动物，这一现象更为明显。对于一个感觉系统健全的正常人，视觉信息占全部感觉信息的70%以上。

视觉系统结构上主要包括眼睛（主要是视网膜）、外侧膝状体（简称外膝体）以及视皮层（包括初级视皮层和纹外皮层）等，主要负责视觉信息的获取和处理，进而形成视觉，同时也与其他脑区一同参与跟视觉成像无关的行为控制。

视觉系统是研究得最广泛也最深入的感觉系统之一。一是由于视觉的重要性，二是基于视觉系统本身的特点和研究优势。根据不同的实验目的，研究人员可以很容易地设计出由计算机在时间和空间上精确控制的各种静态和动态图形作为刺激，从而完全掌握在实验过程中实验动物视觉系统获得的信息。所以通过对视觉系统的研究来了解神经系统如何对信息进行加工处理是非常好的途径。

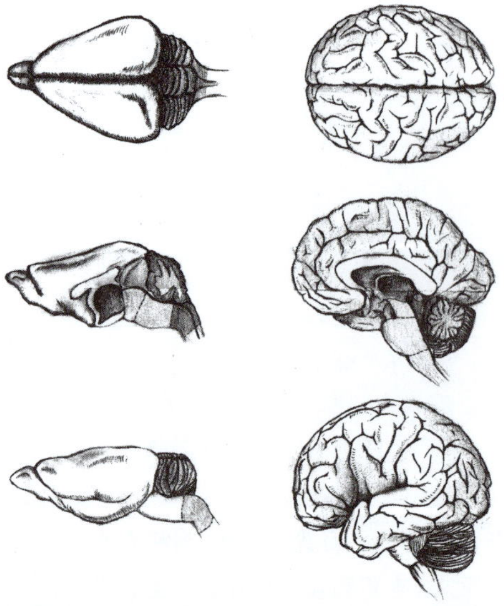

大鼠脑（左）和人脑（右）的结构示意图　上、中、下图分别为俯视图、纵切图、侧视图。（苏瑞鑫 据Bear，2007修改绘制）

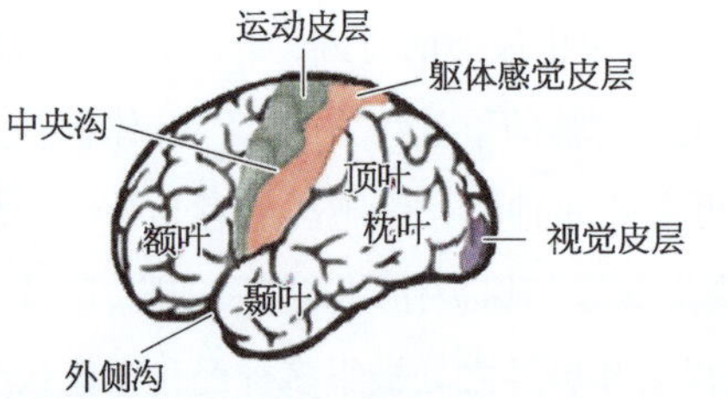

视皮层位于大脑枕叶　（周桢宁据Kandel，2013修改绘制）

视觉信息的获取过程主要发生在视网膜中，而对信息进一步加工处理则发生在视网膜、外膝体、视皮层等，因此对视觉系统功能上的研究也主要集中在这些区域。电活动是神经系统最主要的信息载体，视网膜中一部分细胞的任务就是将光信号转变为电信号（即光电转换）。这些电信号经过视网膜其他细胞的加工后，向脑内的外膝体传递，之后传递给视皮层进行更深入的信息处理与整合，形成视觉。这个过程可类比为日常生活中的写信寄信：写信时信息由写信人的思想转换成文字，而信纸则是载体，这如同视网膜中的光电转化过程；然后信件被投递至邮箱中，如同视觉信息从视网膜传递到外膝体；最后在邮局根据信件上的不同地址对信件归类处理，这如同视皮层的功能。

对于视觉系统的探索，长期以来大量的实验主要集中在对猫、猕猴等实验动物的视皮层以及外膝体的研究，尤其是对视皮层功能的了解。近些年来随着转基因技术在实验小鼠上的成熟推广，很多视觉研究领域的实验室都开始用小鼠开展相关的课题研究，并取得了一系列的成果。人们对视网膜的研究同样起步很早。早期的研究材料大多是兔子、猫、蝾螈等实验动物的视网膜，而近些年越来越多的实验集中在对小鼠视网膜的研究上，也有关于猕猴和狨猴视网膜的研究报道。

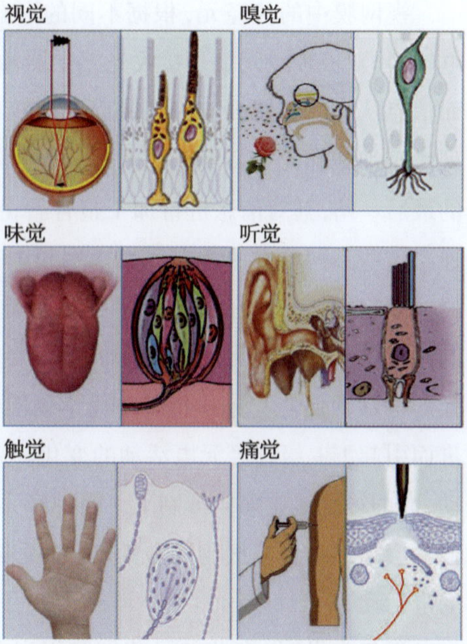

人体的各种感觉由相应的感觉器官和感受器神经元所介导（周桢宁据Kandel，2013修改绘制）

视网膜：视觉第一站

我们之所以能看到外界的物体，是因为它们反射的光经过眼睛的角膜、瞳孔、晶状体、玻璃体等，最后聚焦到视网膜上发生了一次神奇的光电转换，就是将光信号转换成电信号。因此，视网膜是接收视觉信息的第一站，对于高等动物来讲，视网膜也是唯一的视觉信息来源。

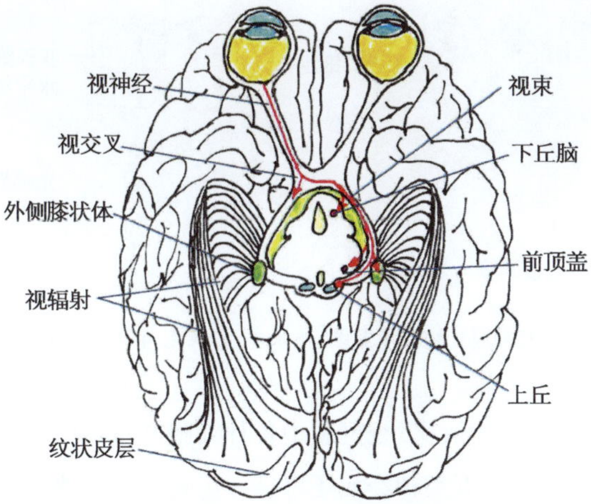

视网膜神经节细胞投射（红色箭头所指）的主要脑区和结构
（周桢宁据Purves，2004修改绘制）

视网膜中的神经元，根据不同的形态和功能主要分为五大类：光感受器负责光电转换，双极神经元负责接收光感受器输出的信号并传递给下游视网膜神经节细胞，而信息从光感受器到双极细胞以及从双极细胞到神经节细胞的传递过程中，分别受到水平细胞和无长突细胞的调节，视网膜神经节细胞则是视觉信息在视网膜传递中的最后一站，其对信息进行加工整合后，将电信号向下一级脑区外膝体的中继细胞传递。这些不同种类的神经元在视网膜中有规律地分层排列，其中外核层包括光感受器，内核层包括双极细胞、水平细胞和无长突细胞，神经节细胞层则主要由神经节细胞构成。这些神经元间的信息传递主要通过化学突触完成。简单说来，前一级神经元的电活动促使其分泌特定的化学物质（即神经递质），并作用在下一级神经元上，进而引起下一级神经元电活动的变化。有的神经递质可以增强下一级神经元的电活动，有的神经递质则会抑制下一级神经元的电活动，比如双极神经元释放的神经递质通常会增强神经节细胞的电活动，而无长突细胞释放的递质通常会抑制神经节细胞的电活动。

近年来发现，有些神经节细胞不完全依赖于光感受器，而是自身就具备感光功能，并可进行光电转换。研究表明，这些感光神经节细胞可能并不参与视觉成像，而与生物个体的昼夜节律调节相关。

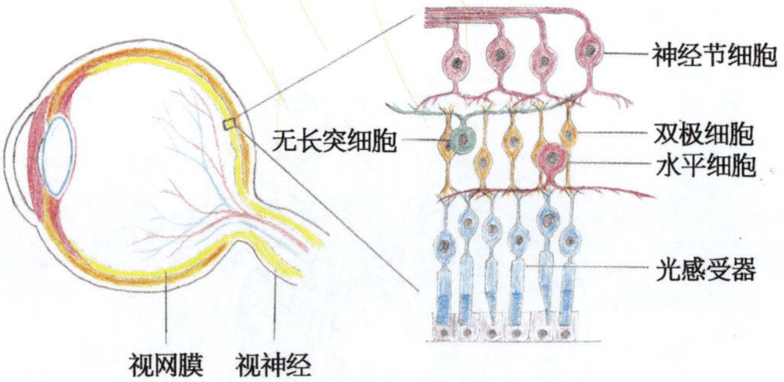

视网膜结构及其神经元组成示意图 （张雯、孙新尧 据Bear，2007修改绘制）

以上说的只是最基本的情况，视网膜中各种细胞之间结构和功能上的联接，实际上是极其复杂的。首先，这五类神经元还可进一步划分为多种亚型，不同物种间在亚型的具体数量上有些差异，但总的趋势是一致的。以小鼠视网膜为例，目前的研究表明，光感受器共有3种亚型，双极细胞则有10多种亚型，无长突细胞和神经节细胞各自更是可分为20多种亚型。其次，每个神经元可以与多个神经元、多亚型神经元、多类型神经元形成突触连接，同时，有些神经元具有释放多种化学递质的能力。另外，神经元之间除了化学突触联接之外，还存在电突触等连接方式。这些情况综合起来，使得视网膜神经环路呈现难以想象的复杂程度。

有些研究视皮层功能的科研人员通常会假设视网膜只负责信息采集而不进行加工处理。在研究高等动物的视觉系统时，由于其视觉信息处理过程主要集中在视皮层，因此做出这样简单的假设是有一定依据的。适当地忽略次要因素也是科学研究的方法之一。但是，针对视网膜的功能而言，作为这样一个复杂的系统，很难想象视网膜实际的功能只局限于简单的像素采集。

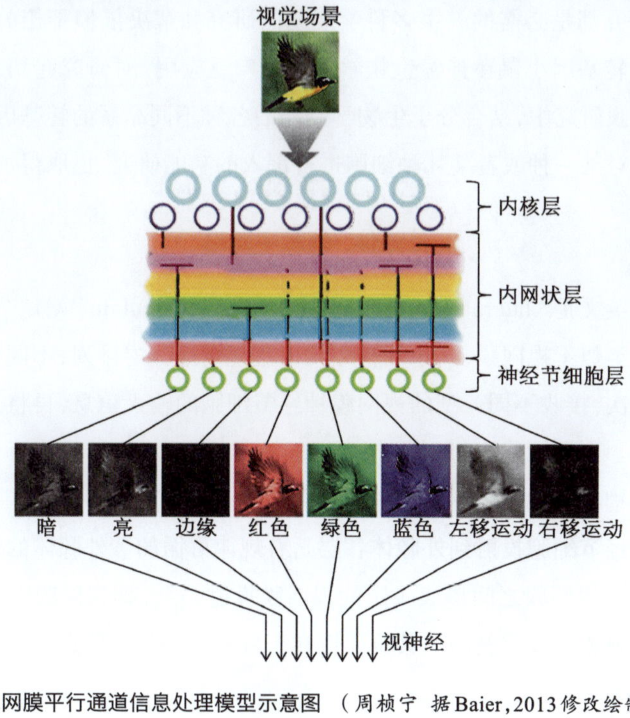

视网膜平行通道信息处理模型示意图 （周桢宁 据Baier，2013修改绘制）

对视网膜功能的深入研究也证明了这一点。在视觉信息传递的第一站，在光感受器进行光电转换之后，接下来一系列神经元对这些信息进行了或多或少的加工处理，最终由神经节细胞向其他脑区传递。虽然视网膜是这么复杂的系统，但也可以相对简单地来理解。一种简单的模型是：光感受器将信息传递给10多个亚型的双极细胞，可以理解为10多条并行的通路，这10多条通路在对视觉信息进行平行传递时，由水平细胞和无长突细胞进行加工处理，最终将视觉信息的不同要素（比如明暗变化、颜色和运动方向等）抽提出来，传递给不同亚型的神经节细胞。

在某种程度上，不同亚型的神经节细胞所具有的功能特征多样性反映了视网膜环路功能的复杂性。也是因为这个原因，同时考虑到临床意义，至今，神经节细胞是视网膜中研究得最多、了解得最深入的神经元。即便如此，这样的了解还是很不全面，甚至多数还停留在根据形态和功能对细胞进行分类的阶段。更不用说对在形态和功能等最基本的方面才刚刚开始进行系统研究的双极神经元，以及其他种类的神经元。

为了理解视网膜对视觉信息的加工处理过程和机制，对所有这些神经元进行系统而精细的研究都是必需的。很多科学问题的研究和解决依赖于相关技术的进步。例如近些年来转基因小鼠在神经生物学领域的广泛应用，对研究起到了极大的促进作用。在视网膜研究中，结合分子生物学制作的各种不同品系的转基因小鼠，使得研究人员可以针对某一种或者某几种细胞进行深入的功能研究，也取得了很多成果。

外膝体：信息中转站

外膝体的英文是“lateral geniculate nucleus”，“geniculate”就是“形状似膝”的意思。外膝体类似于视网膜，其中的神经元也是规则地分层排列，不同类型的神经元分布在不同层次，接收不同亚型的视网膜神经节细胞的输入信息，再将这些信息传输给初级视皮层。在视网膜、外膝体、视皮层以及其他很多脑区，细胞有序地分层排列是很普遍的结构特征。

视网膜神经节细胞投射到外膝体各层是有规律可循的。外膝体的每层都与对侧视野相应的半个视网膜之间形成一定的视网膜投射关系，即视网膜中相邻区域投射到外膝体时也是相邻或重叠的。其重要性在于可将空间位置信息在视觉信息传递过程中得以保留。

传统的研究结果使人们倾向于认为，外膝体的中继细胞主要接收一个或极少数几个视网膜神经节细胞的输入，并把这些视网膜神经节细胞的输入忠实地传递给下一级视皮层神经元，因此外膝体被认为是视觉信息的中转站，对视觉信息的加工并不复杂。对于某些物种的外膝体神经元而言，情况或许的确是这样，但这个结论在其他一些物种身上并不一定是成立的。最新的一些研究结果提示，在小鼠、猕猴等动物的外膝体中，单个神经元可能接收多个视网膜神经节细胞的输入。如果真是这样，可能就需要重新考虑外膝体在视觉信息传递中的作用了。

如果再考虑到除中继细胞外的大约25%的其他中间神经元，那么外膝体在功能上的复杂性就更高了。这些中间神经元一方面接收视网膜神经节细胞的指令，一方面又同时接收视皮层的反馈，其功能是调节其他神经元的电活动。这里就出现了另外一个在20世纪晚期才注意到的重要现象，视皮层接收外膝体中继细胞的信息后，会反过来对外膝体进行负反馈调节。作为一个系统，有兴奋就需要有抑制，有正反馈就需要负反馈，这样才有可能使系统保持相对稳定，而不至于能量无限增益，直至衰竭崩溃。所以，中间神经元可以抑制其他神经元的电活动，高级皮层可以对低级脑区进行负反馈调节，这些都是神经系统正常工作的必备功能。

视网膜应用多条平行通路进行信息的传递和处理，同样，视觉信息在脑内的处理过程也有类似的平行模式，即不同性质的视觉信息成分经不同神经环路通道预处理，最终由不同性质的皮层细胞分别进行处理与整合。

目前的证据表明，中枢视觉信息的处理既是由低级向高级逐步升级的过程，也遵循着平行处理的原则。外膝体作为视觉信息的中转站，在平行信息处理通道中起到了关键作用，它将不同细胞种类的平行通道、左右眼信息通道、空间频率通道、颜色信息处理通道、空间方位信息通道、运动方位信息通道等，分别传送到专门处理这些信息的皮层神经元。

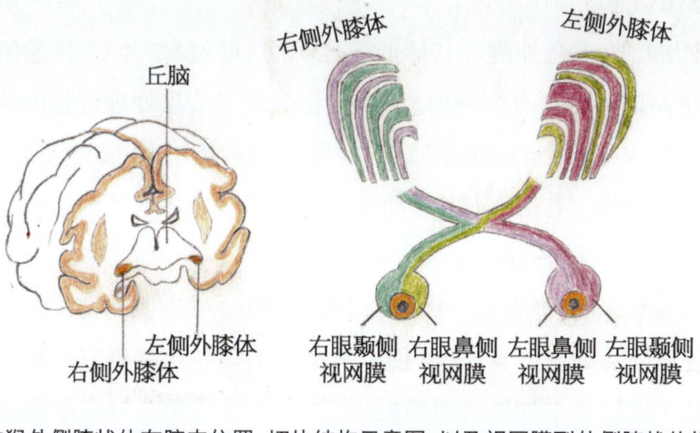

猕猴外侧膝状体在脑内位置、切片结构示意图，以及视网膜到外侧膝状体投射的空间位置拓扑关系 （张雯、孙新尧 据Hubel，1988修改绘制）

视皮层：中央处理器

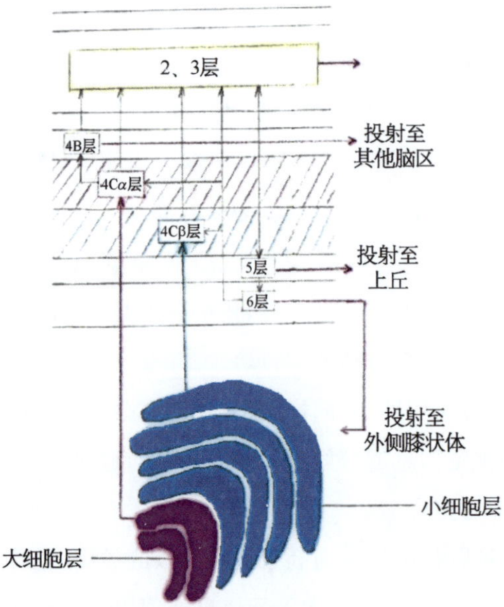

外侧膝状体至初级视皮层各层的投射关系、初级视皮层内部的投射关系及初级视皮层向外侧膝状体、上丘及其他皮层区域的投射关系（张雯、孙新尧 据Kandel，2013修改绘制）

在神经系统这部“巅峰之作”中，大脑皮层的形成可称为“画龙点睛之笔”。进化过程中哺乳动物才开始出现的皮层结构，在学习记忆、语言思考以及知觉意识等高级功能方面发挥着至关重要的作用，且越是高等的生物，其皮层结构和功能越发达。

通常所说的视皮层主要包括初级视皮层（又称纹状皮层或视觉第一区，即V1）和纹外皮层（例如视觉第二、第三、第四、第五区等，即V2、V3、V4、V5）。实际上，现在已知猴的视皮层上至少有35个区域与视觉功能有关。与其他皮层区域一样，根据组织染色的结果和神经元种类及联接方式等，视皮层通常分为6层，有些层次的细胞接收皮层下区域或者其他皮层的输入，有些层次的细胞则负责向皮层下或者其他皮层输出信息。

初级视皮层接收来自外侧膝状体的信息，然后通过V2和V3传递给V4、V5（即MT区）以及更高的脑区。有一种模型认为，整个皮层信息处理过程由两条并行的通路完成：V1、V2、V4等组成的腹侧通路，主要处理物体形状、颜色等信息；V1、V2、V5等组成的背侧通路，主要负责对运动等信息的感知。还有其他的模型同样阐述视觉皮层的工作机制，它们各自都有一定的优缺点。

20世纪50年代末，休伯尔（D. Hubel，1926—2013）和威泽尔（T. Wiesel，1924—）首次开展了对视皮层细胞的研究，开创了视皮层结构和功能研究的新纪元。他们描述了视觉信息在皮层水平处理机制的模型，并从发育的角度对皮层功能的可塑性等方面进行了观察和阐述。他们大量的基础工作为视觉神经生物学的后续发展奠定了基础。因为这些卓越的贡献，他们与另一位科学家斯佩里（R. Sperry）共同分享了

1981年度诺贝尔生理学或医学奖。

休伯尔和威泽尔根据对视觉刺激的反应特征，在视皮层发现了多种神经元，分别将其命名为简单细胞、复杂细胞和超复杂细胞。他们及其他研究者通过后续工作对这些细胞的功能进行了深入探索。他们另一项重要发现是，在视皮层中证实了之前由芒卡斯尔（V. Mountcastle，1918—2015）根据其在躯体感觉皮层的研究中提出的皮层功能柱结构的存在。他们的发现可以简单描述为，许多具有相同特性的皮层细胞在视皮层内按照一定的规则在空间上排列起来，这种按功能排列的皮层结构即皮层的功能构筑，沿着皮层的不同层次呈现柱状分布，例如方向柱、方位柱、眼优势柱、空间频率柱以及颜色柱等。这一结构的形成对于皮层内感觉信息的处理具有重要意义。

以上仅是对视觉系统非常基本的简单介绍，但从中不难发现一些在结构和功能方面的共同原则。同样，对神经系统其他结构及其功能的研究发现，很多问题也是相通的，并不局限于视觉系统。比如对神经元在结构功能方面的分类与研究、神经环路构成、神经环路中信息的处理等，以及与发育、疾病和高级功能相关的问题，基本就涵盖了接下来可预见的重要研究方向。

回过头来，再回到最原始的问题：我们到底是如何看到外面丰富多彩的世界

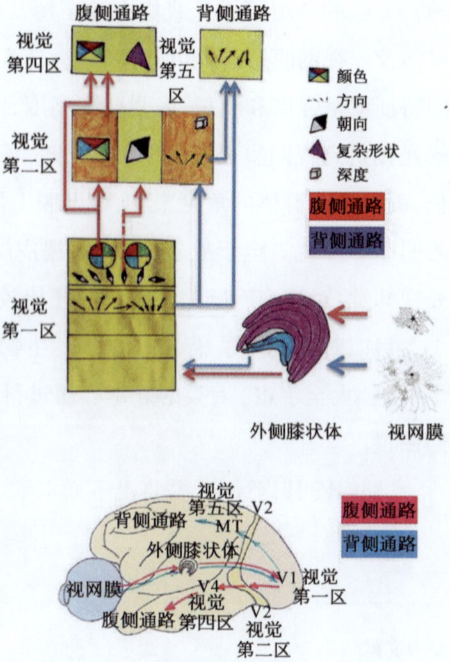

视觉通路的平行处理模型　主要分为背侧通路和腹侧通路。（周桢宁　据Kandel，2013修改绘制）

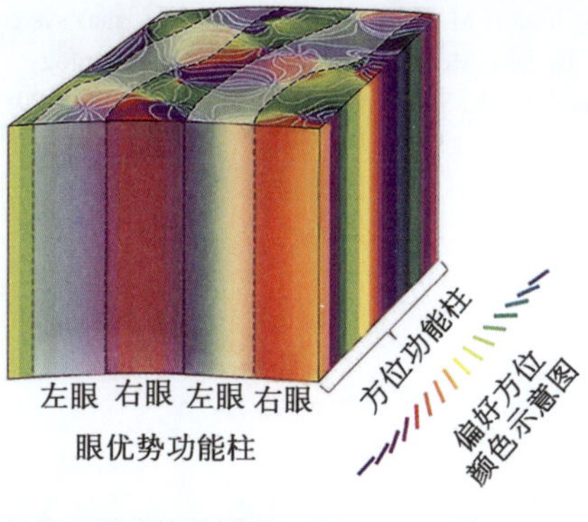

初级视皮层功能柱模型示意图　眼优势功能柱柱内细胞接收左眼或右眼输入，方位功能柱柱内细胞偏好相应颜色代表的朝向。（周桢宁　据Kandel，2013修改）

的？上面的介绍可以让我们大致了解其中的过程，但是对于故事的开头和结尾并没有涉及。视网膜进行光电转换后，为什么就获得了外界的图像信息？其实，光最主要的特征就是强度和波长，光强代表亮度，波长决定颜色。所以外界物体不同位置反射的光投射到视网膜上不同的细胞上时，每个细胞获得的信息是相应的光强变化和波长，而从细胞群体的角度来看，视网膜上所有光感受器所获得的信息就构成了视野中的明暗和颜色。至于故事的结尾，视皮层对视觉信息进行加工处理与整合后如何形成视知觉，对这个问题的认识目前还比较初步，暂时没有确切的答案。

目前对于视觉系统、神经系统、生物系统的认识还仅仅是“冰山一角”。小至分子细胞，大至宇宙，人类的好奇心通过科学探究不断获得满足，这个过程不断带给我们愉悦。

“路漫漫其修远兮，吾将上下而求索。”

（审稿：张翼凤　何杰　顾勇）

参考文献

寿天德. 2010. 视觉信息处理的脑机制. 第2版. 合肥：中国科学技术大学出版社.

Baier H. 2013. Synaptic laminae in the visual system: molecular mechanisms forming layers of perception. Annu Rev Cell Dev Biol. 29, 385–416.

Bear M F, Connors B W, Paradiso M A. 2007. Neuroscience: Exploring the Brain. 3rd ed. Amsterdam: Wolters Kluwer.

Chalupa L M, Werner J S. 2004. The visual system. Boston: Massachusetts Institute of Technology.

Kandel E R, Schwartz J H, Jessell T M, et al. 2013. Principles of neural science. 5th ed. New York: McGraw-Hill Companies.

Purves D, Augustine G J, Fitzpatrick D, et al. 2004. Neuroscience. 3rd ed. Sunderland: Sinauer Associates, Inc.

Squire L, Berg D, Bloom F, et al. 2008. Fundamental neuroscience. 3rd ed. New York: Academic Press.

Tovee M J. 2008. An introduction to the visual system. 2nd ed. Cambridge: Cambridge University Press.

光明之杯：视网膜

| 徐佰杰

“完全被葡萄藤、蔷薇和金银花覆盖了，从远处望去，屋子就好像一座美丽的大凉亭。小阳台则因为有满眼的黄蔷薇和南方茯苓花，所以也变成了鸟雀和蜜蜂的乐园。”这是美国伟大的盲人女作家海伦·凯勒根据自己儿时那段仅有的光明时光所回忆出自己住所的样子。海伦·凯勒在19个月大的时候不幸罹患猩红热，全身持续高烧不止。然而当高烧退去后，幸运的海伦虽保住了生命，但持续高烧的后果还是让海伦成为一个不幸儿。死神擦肩而过，也偷偷带走了海伦的视力和听力。

眼睛和耳朵是我们感受外界事物最重要的通道，可以想象一岁多的孩童在忽然丧失与外界交流时所出现的恐慌与焦躁。海伦开始变得异常焦躁，进而抑郁，继而渐渐失去对生活的渴望。然而就在这时，教师安妮·莎莉文的出现让海伦渐渐开始学会用心灵的眼睛去感受世界，从而成就了她的伟大一生。

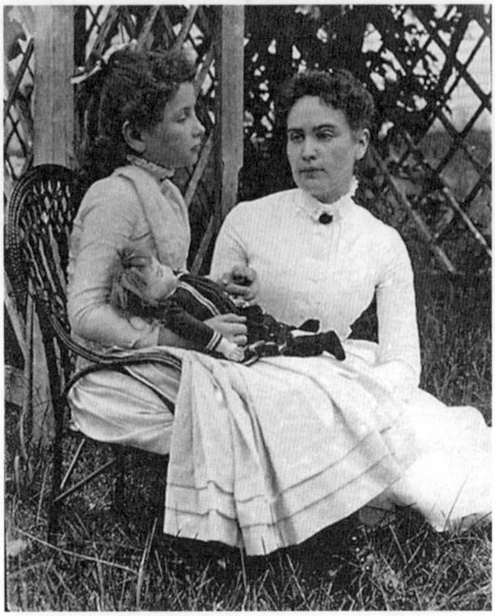

海伦·凯勒与教师安妮·莎莉文（摄于1888年7月）

对于感受大千世界的最重要器官——眼睛来说，视网膜在其中扮演了至关重要的角色。脊椎动物的视网膜，从外形上看，它像一个小杯子，故又称视杯，而正是这个“小杯子”的出现和成熟，带领着我们走向光明。

“小杯子”的“身世”之谜

有如此重要功能的“小杯子”，它的成长历程是怎样的，又是如何发育而来的？

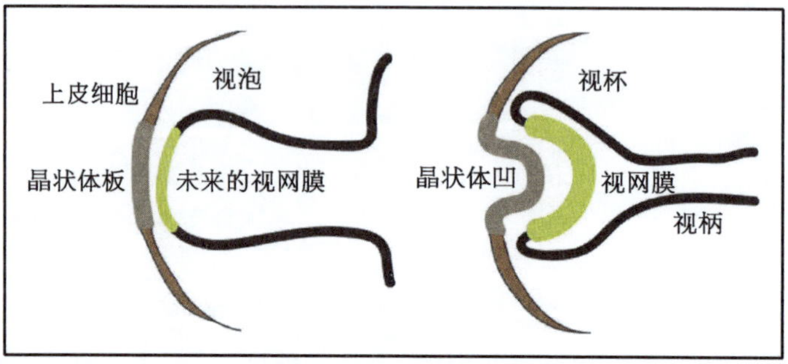

视泡和视杯结构 （徐佰杰 绘制）

视泡是神经系统发育过程中由头侧神经管部分向两侧迁移形成的，因其类似泡状结构，故称为视泡。视泡中与晶状体板对应的区域可发育为视网膜，这段发育过程亦即视杯的形成过程。

在进化的历史长河中，视网膜组织大致是从涡虫的眼点进化而来。涡虫的眼点仅由两类细胞组成：一类是感光细胞，接受光信号并转化为电信号；一类是色素细胞，吸收多余的光刺激，同时遮挡来自另一面的光线，从而使动物能够感知光线的来源方向。但涡虫的眼点并不含有晶状体等复杂的光学折射系统，因此，其功能只是感受光强，而不能实现成像。随着演化的进程，逐渐复杂的生物体需要更为复杂的结构去观察万物、洞悉世界。实现光明的主角——“小杯子”，便应运而生了。

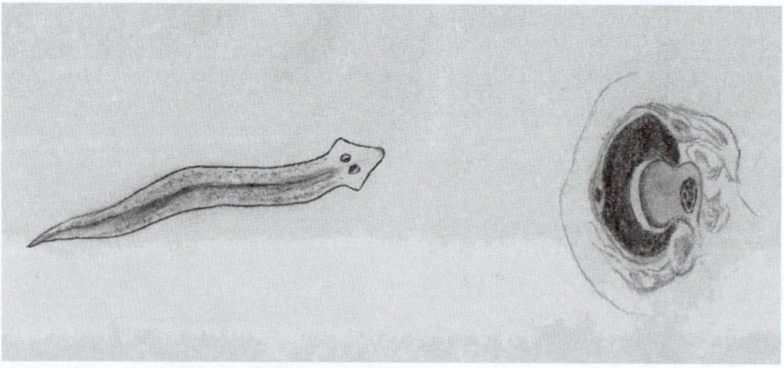

涡虫的眼点及其细胞组成 （苏瑞鑫 绘制）

涡虫属扁形动物门涡虫纲，身体扁长，呈灰褐色，体前端呈三角形，两侧略突起处称为耳突，其内侧有一对黑色眼点。眼点内的色素细胞形成半月形的视杯，感光细胞位于视杯外侧，其轴突沿着身体背侧中部向后延伸，一部分在腹侧形成视觉中枢，一部分投射到身体对侧形成视交叉，以整合双侧光感觉纤维传入的信息。

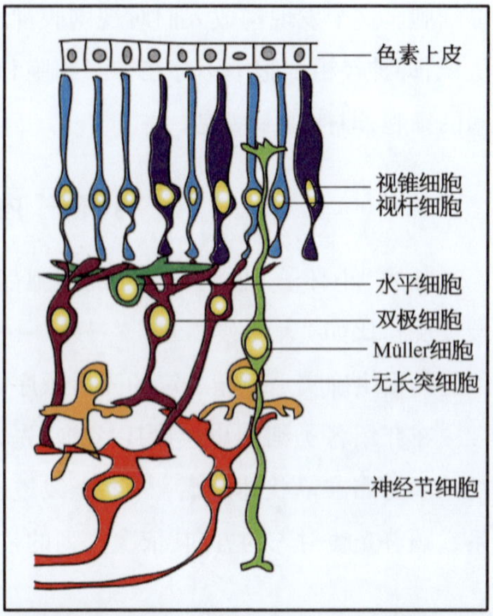

视网膜的细胞组成　外侧的色素上皮起保护视网膜内神经细胞的作用，内侧的神经元细胞主要负责将外界信息传递到大脑，而胶质细胞则主要起支持神经细胞的功能。它们相互支持、相互配合，共同引导着光明的到来。（徐佰杰 绘制）

与涡虫的眼点不同，“小杯子”内可不是仅仅由两类细胞组成，例如人类视网膜中大概包含有上千万甚至上亿个细胞。这些细胞主要分为6大类：5类为神经元细胞，即感光细胞（又分视锥细胞和视杆细胞）、水平细胞、双极细胞、无长突细胞和神经节细胞；一类为贯穿上下的神经胶质细胞，即米勒（Müller）细胞。视网膜外侧还排列有一层色素上皮细胞，它们与视网膜细胞在空间上排列成相应的顺序结构，执行相应功能。

包括人在内的脊椎动物，其视网膜的视杯结构是从胚胎发育早期视网膜原基的视泡结构，经过细胞迁移、结构翻转等细胞运动逐渐形成的。视杯形成之后，视网膜外侧的色素上皮细胞、内侧的各类神经元和胶质细胞便依次成熟。有趣的是，所有这些细胞在发育伊始拥有共同的祖细胞，即视泡结构内的视泡祖细胞。视泡祖细胞经过一系列的分裂分化，形成视网膜结构所必需的色素上皮细胞、神经元和胶质细胞。

随着发育进行，视网膜外侧的色素上皮祖细胞和视网膜内的神经祖细胞首先“分道扬镳”，前者主要形成色素上皮细胞，后者则分化出视网膜内神经细胞和胶质细胞。

20世纪前期，科学家认为存在两类视网膜祖细胞，一类产生神经元，另一类产生胶质细胞，神经元和神经胶质细胞有各自的母细胞。技术的发展使科学家可以实现原位实时追踪单个神经祖细胞的发育。他们惊奇地发现视网膜单个神经祖细胞既可以分化出神经元，又可以分化出胶质细胞，这意味着两类不同功能的细胞来自同一个母细胞。这个发现构成人们对视网膜神经干细胞和整个神经系统神经干细胞的基本认识，即神经祖细胞中不存在神经细胞和胶质细胞各自的母细胞，它们都来自一个共同的细胞，即神经干细胞。

“小杯子”内细胞的“降生”

既然“小杯子”里所有成熟的细胞都来自共同的母细胞，那么它们的出生是否有顺序呢？比如“大娃”“二娃”“三娃”……通过在体实时追踪实验发现，视杯内成熟细胞的出生确实是遵循一定的先后顺序。

在介绍各类细胞出生顺序之前，先来熟悉一下视网膜内成熟细胞的空间分布。视网膜分布在晶状体之后，外界光线透过晶状体进入视网膜，实现外界与内部的联系。顺着光线射入的方向，依次排列的是神经节细胞、无长突细胞、双极细胞、水平细胞以及感光细胞，也就是说，与大多数人的直觉相反，作为第一步接受光线的感光细胞并不是分布在最接近光线起始的位置，而是在最里层！

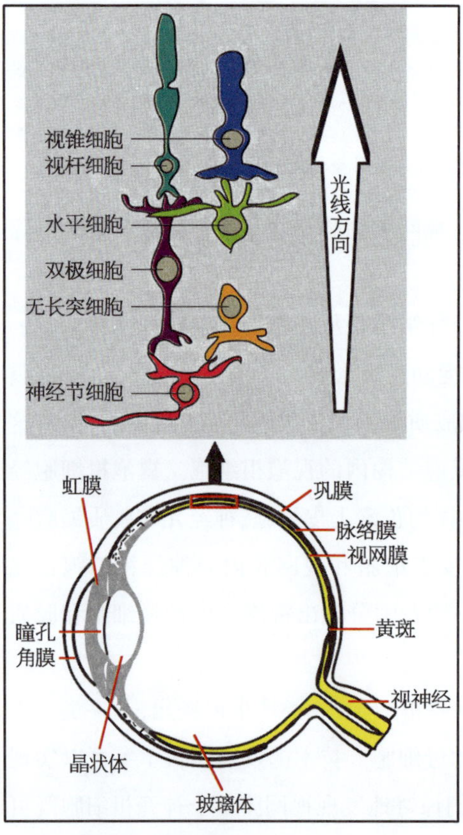

视网膜内细胞的空间结构 （徐佰杰 绘制）

那么它们的出生顺序是怎样的，与其空间分布又会有怎样的关系呢？科学家发现视杯内最先成熟的是视神经节细胞，然后是无长突细胞、水平细胞，感光细胞和双极细胞在其后产生，最后生成的是米勒细胞。视网膜内细胞的空间分布在顺着光线的方向上从外向内依次是视神经节细胞、双极细胞和感光细胞，有趣的是，细胞的产生顺序也大致是从外向内的，即先产生视神经节细胞，然后是感光细胞和双极细胞。

视神经节细胞处于视网膜的最外层，而出生顺序确是“大娃”，这可能与其在视网膜传输信号中处于中枢地位相关。视网膜感受外界刺激的过程主要是这样的：外界光刺激首先由感光细胞接受，然后转化为电信号传递给双极细胞，再由双极细胞传递给视神经节细胞，其中两类抑制性神经元——水平细胞和无长突细胞参与到对电信号的调控过程。经过传递和整合的信息最后由视神经节细胞从视网膜输出，进入大脑。视神经节细胞的优先出生对于视网膜神经环路的构建起着指导性作用。这样也就不难理解为什么视神经节细胞是视网膜成熟细胞的“大娃”。

挖掘“小杯子”发育的秘密

“小杯子”的发育一直受到科学家的青睐，不仅因为这其中有很多秘密，更是因为人们想要尝试去解决一些眼科疾病难题。越来越多的视网膜疾病使得科学家和临床医生有了越来越多的合作。比如常见的视神经坏死，科学家和医生正尝试利用干细胞在体特异性地诱导产生视神经节细胞，去补充损坏的视神经，实现对视神经通路的修复。这种方法听上去很有效，但实际情况不容乐观。这其中有几大亟待解决的问题：如何高效定向诱导产生视神经节细胞，而不产生其他类型的神经元；如何实现视神经节细胞与视网膜各类神经元，以及大脑中神经元的准确联结；如何保证诱导产生的视神经节细胞稳定生存。若能真正解决这些难题，失明人重见光明就指日可待了。

神奇的“小杯子”虽然小，还有很多奥秘等待去探究、挖掘。期待有一天对“小杯子”的发育了如指掌，我们就有理由去期待光明随之而来。

（审稿：何杰　顾勇）

大脑的“恐惧中心”：杏仁核

| 杨 扬

大脑的边缘系统包括海马、海马旁回、内嗅区、齿状回、扣带回、乳头体以及杏仁核等，与情绪的控制和调节息息相关。其中，杏仁核对恐惧情绪至关重要，并与一系列精神疾病有关，包括焦虑症、阿尔茨海默症、自闭症等。研究杏仁核有望为治疗这些恐惧情绪失调的病症提供新方法和新思路。

杏仁核的发现

与很多其他科学发现一样，杏仁核的发现也是一个意外。

20世纪30年代，美国芝加哥大学的神经科学家克鲁尔（H. Klüver）和布西（P. Bucy）在研究致幻剂麦司卡林（mescaline）的作用时，手术切除了一只猕猴的双侧颞叶。接下来发生的事情让他们目瞪口呆，把原本想要研究的致幻剂彻底抛到了脑后。他们发现，颞叶切除手术大大改变了猕猴的行为习惯。通常情况下，猕猴与人类一样，对蛇这种危险的动物有着天生的惧怕。然而，当切除了双侧颞叶的猕猴看见蛇的时候，它不但丝毫没有表现出害怕，反而抓起蛇就往嘴里送，似乎在好奇这是个什么东西。不仅仅是不再怕蛇，这些切除了双侧颞叶的猕猴似乎成了无所畏惧的动物：他们不再害怕人类，见到陌生人后不是躲在角落缩成一团，而是像对待一个普通玩具一样又抓又摸。正常猕猴在遇到以前曾经欺负过自己的强壮猕猴时，都会避之唯恐不及，然而这些猕猴碰见揍过自己的同类，居然会若无其事地主动迎上前去。

视觉测试表明，这些双侧颞叶切除的猴子并没有失明，也没有丧失辨别物体的能力，它们仍然认识食物，认识同类，认识饲养员，但他们再也感觉不到危险的临近，

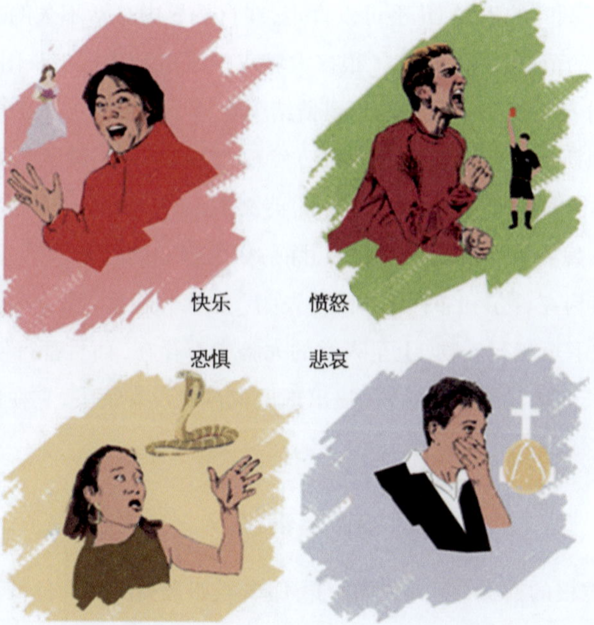

人的基本情绪　包括快乐、愤怒、恐惧和悲哀。快乐与需要得到满足有关，愤怒与受到不应有的阻挠有关，恐惧与失去支持和保障有关，悲哀与失去所需要的对象有关。

对什么都不再害怕。于是，克鲁尔和布西发明了一个新词汇来描述他们："精神失明（psychic blindness）"。

这是科学家第一次观察到"恐惧缺失"现象。在动物能够感知到的情绪中，"恐惧"直接关乎生死存亡，所以至关重要。与之相比，我们常说的"喜怒哀乐"都可以算奢侈品。不喜不悲的生命或许缺少色彩，但不知恐惧的后果往往就是死亡。羊群对猎豹、狮子、老虎的恐惧，让它们知道要在危险来临时拼命奔跑；而对森林之王老虎来说，悬崖、山火、猎人也都会让它感到恐惧，从而自觉退避三舍。恐惧让动物得以趋利避害，以获得生物最基本的权利——生存。在克鲁尔和布西

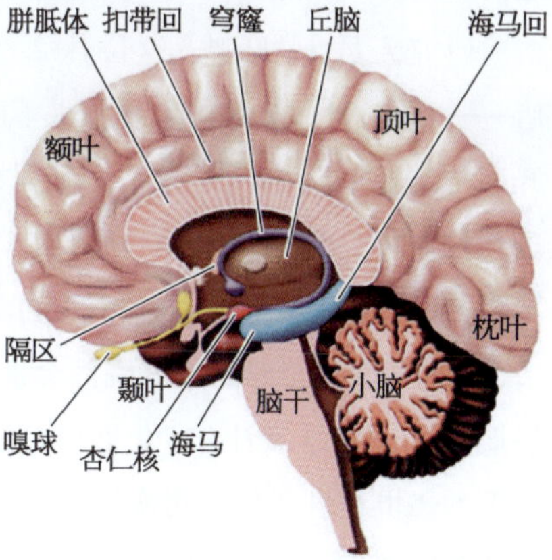

大脑纵剖面和杏仁核的位置　大脑覆盖于丘脑、脑干和小脑之上；其中海马、穹窿、扣带回、海马回、隔区、杏仁核等，构成边缘系统，对情绪及记忆起很大作用。海马与学习和记忆有关，隔区与欣快感受有关，杏仁核与警觉、恐惧及攻击行为等有关。

的实验中失去了颞叶的猕猴，几乎可以肯定，在自然界中是活不久的。

但是，颞叶的范围很大，包含了很多大脑皮层区域和皮层下核团。那么，究竟是颞叶中哪个部分真正控制了我们的恐惧情绪呢？

1956年，魏斯克兰茨（L. Weiskrantz）发现，控制恐惧情绪的是颞叶中形如杏仁状的核团，左右侧半脑各一个。杏仁核的英文名amygdala，即来自希腊语的"杏仁（ἀμυγδαλή）"。魏斯克兰茨发现，只要切除猕猴大脑双侧的杏仁核，不必损毁整个颞叶，就可以观察到克鲁尔和布西的"精神失明"症状。随着杏仁核研究的深入，人们发现，杏仁核在下至爬行动物，上至人类的大脑中都存在，而且都行使着"恐惧中心"的功能。在漫长的进化过程中，杏仁核出现后就再也没有消失，它在动物生存中的重要性由此可见一斑。

"无所畏惧"的人

缺少了杏仁核的猕猴"精神失明"了，那么假如人类没有杏仁核又会怎样呢？

科学家发现，居然真的有这样的人。有一位名叫SM的女士（为保护个人隐私，以其姓名缩写代之），由于患有一种极其罕见的遗传疾病——类脂质蛋白沉积症（Urbach-Wiethe病），她的双侧杏仁核因病变而萎缩，到她成年时，双侧杏仁核已彻底消失。SM女士胆子比一般人大，但她是不是真的无所畏惧呢？

研究人员为"吓唬"这位什么都不怕的女士费尽了心机。他们先带她去宠物店——不是一般的宠物店，而是专门出售蛇、蝎子的猎奇宠物店——然而SM女士却开心地与这些毒虫玩了起来。玩到兴起，她甚至主动去抓一条剧毒蛇，吓得研究人员连忙制止。用可怕的动物吓住SM女士的尝试就此宣告失败。接下来，研究人员把SM女士带到位于肯塔基州的美国最著名的鬼屋——韦弗利山疗养院。每年万圣节，这个早已被废弃的疗养院都会被布置成鬼屋，场景可怖，还到处游走着扮成鬼怪恶魔的人。科学家让SM女士和5位同龄女性一起进入鬼屋，以比较她们在同样处境下的恐惧程度。他们再次失望了：SM女士一直带头走在前面，还不时招呼被吓得够呛的同伴们"快跟上"。至于不时窜出来吓唬人的"恶魔"们，她是一点也不害怕。更令人无语的是，SM女士因为好奇而去摸了一位路过的"恶魔"，把这位"恶魔"给吓坏了。于是，鬼屋尝试也宣告失败。

研究人员最后祭出了几乎无往而不利的撒手锏——恐怖电影。包含恐怖情节、音效、画面的恐怖电影所营造出的恐怖气氛，是毒蛇和鬼屋都无法比拟的。在以往的研究中，胆子再大的人也无法对恐怖电影无动于衷，会不由自主地心跳加速、手心出汗、血压升高。然而SM女士不在此列。她淡定地看完了10部恐怖电影的片段，然后问旁边快被吓哭的科学家：“我在哪里能租到这些碟？”——就这样，科学家吓唬SM女士的最后尝试也失败了。

除了感受不到恐惧，SM女士其他的情绪都与常人无异；非要说有什么不同的话，她比大部分人更乐观，抗压能力也更强。即使经历过很多很可怕的遭遇，包括被人用枪和用刀指着，多次接到死亡威胁，险些在家庭暴力中丧生，她也没有任何创伤后遗症。她乐观、友善、富有同情心，是三个健康孩子的母亲。

是不是听起来很不错？也许会有人想，看来没有杏仁核也挺好的。

并不是！

SM女士有过如此之多命悬一线的可怕经历，固然与她出生在糟糕的环境中有一定关系，但不可否认的是，不懂得害怕和规避危险，是她命途多舛的重要原因。想象一下，大部分人在治安很差的地方行走时，一定会尽量快走并注意周围；而对SM女士来说，治安黑洞就和警察局门口一样安全。即使有可疑的脚步声、不明身份的黑影，她也不会感到害怕。在面对被激怒、手里拿着武器的歹徒时，正常人一定会表现出顺从和躲避；但在SM女士眼里，他们和其他人并没有什么两样。

幸运的是，SM女士生活在人类文明世界。所以，尽管经历了诸多危险，她还是生存了下来。与SM女士一样，没有双侧杏仁核的人，全世界至今只报道了不到10例。我们应该感谢SM女士，因为正是她配合做的这一系列科学研究，帮助我们了解了杏仁核在人类大脑中所起的作用。

杏仁核与精神疾病

杏仁核的缺失是非常罕见的，然而杏仁核发生异常而导致的病症却很常见。杏仁核是控制情绪的边缘系统的重要组成部分，因此与很多由情绪异常，特别是恐惧情绪异常引起的精神系统疾病有关，包括阿尔茨海默病、自闭症、焦虑症等。

在阿尔茨海默病患者中，杏仁核和海马同为最早开始形成“斑块”、继而发生大量神经元死亡及脑萎缩的区域。患者在发病早期的症状往往是容易迷失方向（由于海马区功能下降）和性格变化（杏仁核功能异常）。80%的早期阿尔茨海默病患者会表现出各种情绪异常，包括焦虑、狂躁、易怒等。这些症状早于记忆障碍的出现，往往可用于阿尔茨海默病的诊断。

正常人对他人情绪的读取，主要依靠观察对方的双眼。而自闭症患者通常难以解读他人用眼睛传递的情绪。在对杏仁核缺失的SM女士的研究中，科学家发现，SM女士也无法通过观察双眼判断对方的情绪。由于这个一致性，2000年，巴伦-科恩（S. Baron-Cohen）等提出了“自闭症的杏仁核假说”。他们认为自闭症患者感知其他个体情绪的能力异常，即他们称之为的“社会智能（social intelligence）”，而杏仁核等脑区组成的边缘系统恰恰掌管着“社会智能”。因此，他们认为自闭症是由杏仁核功能异常所导致的。然而，由于自闭症的症状并不局限于“社会智能”的下降或缺失，2013年，萨莉亚（T. Zalla）等对这一假说进行了修正。他们认为，除了杏仁核本身的活动性异常可造成社会智能下降之外，杏仁核异常还可能损害大脑中通过杏仁核互联的神经网络，从而引起其他的症状，如记忆力难以集中、沟通交流有障碍等。

有统计表明，三分之一的人在人生的某一阶段会受到焦虑症的困扰。这是一个高到可怕的比例。焦虑症可分为两大类：一类是泛焦虑症，即长时间（6个月以上）无时无刻不处于焦虑状态，症状有烦躁、易怒、睡眠障碍、易疲劳等，严重影响患者的工作和生活。泛焦虑症患者在面对与情绪有关或无关的刺激时，都会表现出杏仁核的过度激活，且杏仁核的激活程度与病症的严重程度正相关。另一类焦虑症则与特定的刺激信号有关，包括社交恐惧症、创伤后应激障碍、广场恐惧症等。其中与杏仁核“恐惧中心”这一功能联系最紧密、研究最多的，是创伤后应激障碍。

创伤后应激障碍的病因与症状

创伤后应激障碍（post-traumatic stress disorder，简称PTSD）是患者在经历或目睹过一些极端痛苦的创伤经历后，产生的与该经历相关的恐惧情绪失调。其症状主要有三类：再体验、回避和过度反应。

再体验通常表现为场景闪回、噩梦、反复陷入创伤回忆。从战场上归来的战士很多都不愿意看战争电影，因为这些虚拟的场景会唤起他们对战场的可怕回忆。在退伍战士中，由于噩梦而造成严重失眠的也比比皆是。

回避包括逃避与创伤经历有关的活动，如车祸幸存者不敢再乘坐汽车，运动中打球受伤后不愿意再踏上球场。这些症状会影响和改变人们的生活轨迹，尤其对因运动受伤的运动员，这往往是对他们职业生涯的毁灭性打击。

过度反应的症状包括易受惊吓、紧张、失眠、易怒，常可导致患者性格改变，从而严重影响患者与其亲友的正常工作和生活。

在汶川地震后，据统计，受灾中心区域居民的PTSD发病率在70%以上。除受灾群众外，很多参加救援的志愿者也由于耳闻目睹现场的惨状而患上PTSD。在一项震后19个月的调查中，仍有54.6%参加调查的重庆志愿者有明显的PTSD症状。

PTSD患者在面对恐惧刺激时，杏仁核会表现出过度激活，而且，杏仁核的激活程度不仅与PTSD的严重程度正相关，还与该患者的治疗难度正相关。目前PTSD的治疗主要使用认知行为疗法（cognitive behavioral therapy，CBT），辅以抗焦虑、抗抑郁药物治疗。杏仁核激活越强的患者，对CBT治疗的反应越弱，越难以治疗。

动物模型的研究

目前使用的行为和药物疗法可缓解PTSD的症状，但治疗的长期效果不佳。科学家试图通过建立PTSD的动物模型对此病症的机理进行深入研究，从而寻找更有效的治疗PTSD的方法。

最常见的用于研究PTSD的动物行为范式是条件恐惧（fear conditioning）。“条件恐惧”与“条件反射”有相似之处。在著名的“条件反射”实验中，巴甫洛夫先给狗听铃声，然后喂食，重复多次以后，即使只给狗听铃声而不喂食，狗也会分泌唾液。类似地，在“条件恐惧”训练中，先给小鼠听一个声音，然后对它进行电击，重复若干次后，即使只给声音而不电击，小鼠也会表现出恐惧反应。因为在训练之后，小鼠学会了把声音与电击关联起来，也就是产生了声音与电击关联的记忆。与PTSD十分类似的是，小鼠不仅仅会惧怕训练过的特定声音，而且对与其相近的声音也会有恐惧反应，这被称为恐惧反应的泛化，提示条件恐惧行为范式可以一定程度上模拟人类的PTSD。

条件恐惧与杏仁核密切相关。无论是在学习过程中、记忆巩固过程中，还是在记忆提取时，损毁或抑制杏仁核活动都可大大降低小鼠的恐惧反应。因此，杏仁核在条件恐惧中起着无可替代的核心作用。以往的研究发现，听觉条件恐惧中信息的流向是从大脑的听觉感觉区，包括听觉丘脑和听觉皮层，通往杏仁核的主要输入亚区——侧杏仁核（lateral amygdala），在侧杏仁核与来自体感皮层的电击信息整合，整合后的信息依次通往基底杏仁核（basolateral amygdala）、中央杏仁核（central amygdala），再到下游中脑导水管周围灰质（periaqueductal gray）等直接控制运动、血压、肌力的脑干区域。科学家还发现，在恐惧学习过程中，从听觉丘脑和听觉皮层到侧杏仁核的连接增强了。也就是说，给予同样的听觉刺激，在恐惧训练后，杏仁核的反应增强了。

这与在人类PTSD患者中观察到的针对恐惧刺激的杏仁核过度激活的结果一致。在小鼠中抑制杏仁核活动可以降低恐惧反应，那么如果能选择性地降低PTSD患者的杏仁核活动，是否也可以缓解PTSD的症状呢？

答案也许是肯定的。在多个临床试验中，人们发现，对前额叶皮层（prefrontal cortex）进行经颅磁刺激（transcranial magnetic stimulation，TMS），可以缓解PTSD患者的症状。前额叶皮层对杏仁核有抑制作用，因此，这种治疗之所以有效，可能是因为激活前额叶皮层抑制了杏仁核的活性，从而减轻了患者的症状。

一条全新的神经通路

以往的研究表明，PTSD患者在看到与创伤经历有关的画面时，杏仁核的过度激活可增强视觉皮层的反应。那么，杏仁核是如何反过来影响感觉皮层的呢？

我们最近的研究发现，在小鼠中，通常被认为是杏仁核主要输入亚区的侧杏仁核，会直接投射回大脑的初级感觉皮层——听觉皮层。在以往的听觉恐惧学习相关研究中，人们关注的主要是听觉皮层/听觉丘脑-侧杏仁核通路，而从杏仁核到听觉皮层的反馈通路从未被报道过。我们使用病毒示踪技术和免疫电镜技术确认了这一反馈通路的存在。并且，运用化学遗传和光遗传技术，发现降低小鼠对特定声音的恐惧反应不需要像以往那样抑制整个杏仁核，而只要选择性地抑制此通路的神经活动即可。当这一通路被抑制时，小鼠表现得不再害怕曾与电击同时出现的声音。

进一步的研究发现，恐惧学习可特异性地增强杏仁核-听皮层通路。这意味着，PTSD患者看到可怕画面时视觉皮层反应的增强可能基于类似原理。以前的解剖学研究表明，在人类的近亲——猕猴中，确实存在杏仁核-视觉皮层通路，这提示人类也可能有着类似的神经环路，且其作用是选择性地增强对可怕视觉信息的反应。当杏仁核活动异常（过度激活）时，就会造成对有关甚至无关信息的过度反应，即PTSD。

在小鼠中，我们只观察到杏仁核-听觉皮层和杏仁核-嗅觉皮层通路。考虑到小鼠所处的环境（小鼠是夜行性动物，视觉很差），相对于视觉，它们的生存更依赖于嗅觉和听觉：黑暗的环境使它们无法看到天敌，但对天敌的气味或脚步声的敏感可以帮助他们快速作出反应，逃离危险。而猕猴和人都是非常依赖视觉的动物，所接收到的信息主要来自视觉。因此，对人类及其他灵长类动物来说，对生存最重要的感觉是视觉。杏仁核在不同物种中对不同感觉皮层的反馈投射，也反映了在进化过程中，各物种对不同感觉信息的依赖程度。我们在小鼠中发现的杏仁核–听觉皮层这一新通路在恐惧记忆提取中的功能，提示了人类中类似通路的功能，也为治疗PTSD增加了一条新的思路。

目前，与杏仁核有关的精神疾病的治疗主要依靠行为治疗与药物治疗相结合。然而，行为治疗的效果因人而异，尤其对重度患者收效甚微。药物治疗往往缺少针对性，对整个大脑甚至全身起效，常伴随着严重的副作用。随着神经科学的发展，对各种精神疾病相关机理研究的增多，科学家有望在不远的将来研发出可针对特定脑区的新治疗方法，减轻患者病痛。杏仁核作为“恐惧中心”，也将是新疗法的重要靶点之一。

（审稿：顾勇）

参考文献

Baron-Cohen S, et al. 2000. The amygdala theory of autism. Neurosci Biobehav Rev, 24(3): 355–364.

Feinstein J S, et al. 2011. The human amygdala and the induction and experience of fear. Curr Biol, 21(1): 34–38.

Ferry B. 2012. The Amygdala— A Discrete Multitasking Manager. Publisher: InTech.

Mahan A L, Ressler K J. 2012. Fear conditioning, synaptic plasticity and the amygdala: implications for posttraumatic stress disorder. Trends Neurosci, 35(1): 24–35.

Yang Y, et al. 2016. Selective synaptic remodeling of amygdalocortical connections associated with fear memory. Nat Neurosci, 19(10): 1348–1355.

Zalla T, Sperduti M. 2013. The amygdala and the relevance detection theory of autism: an evolutionary perspective. Front Hum Neurosci, 7: 894.

脑功能篇

顾 勇

俗话说，“一日之计在于晨”。每天我们都一觉醒来，这似乎是司空见惯的事实。然而，对沉睡与觉醒之间究竟是如何切换的，我们知之甚少。反正，有那么一个“我”的清醒意识涌现了，而且这个“我”好像还非常实干，“想”要做这做那，最终也确实做成功了。用法国著名哲学家笛卡尔的话来说，这就是“我思故我在”，或可以推广为我“做”故我在。这个“我”能做些什么呢？简单地说，“我”可以使用“眼耳鼻舌身”，去看、去听、去闻、去尝、去摸，实现“视听嗅味触”等感觉。如果说，形成感知觉还只是“我”的被动功能，那么可以说，“我”的存在感之所以如此强烈，主要还是因为“我”拥有主动的作为。譬如说，“我”能拿起牙刷，塞到嘴里而不是鼻孔里，然后力度适当、有条不紊地完成刷牙任务，不会因为失误而把牙龈捅坏。此外，“我”不单单活在当下，还拥有复杂的记忆系统，记录着过去发生的事情，影响着面临当下复杂环境时所作出的种种决策。

从目前神经科学的观点来看，“我”是大脑功能的集体体现。在本篇里，我们将尝试为大家揭秘这个“我”的一些工作机制。我们将主要从较为初级的感知觉以及较为高级的认知功能这两个方面来进行介绍。

关于感知觉系统，在“视错觉：窥探大脑奥秘的窗口”里，我们会介绍一些有趣的、基于视觉系统的错觉。“空间导航”介绍哺乳动物的第六种感知觉——内耳前庭系统对自身运动惯性方向的编码。在“用心看，用眼听，目遇之而为声”和“四肢发达，头脑简单”里，我们将介绍多种感觉信息（如视觉、听觉）是如何携手合作，帮助人和动物更好地完成生存、竞技等任务或功能的。

关于脑的高级认知功能，我们将在“揭秘记忆的求索之旅”里介绍记忆的研究历史。与记忆息息相关的是，我们记忆中的东西往往包含着事件发生的位置信息，因此在“大脑的GPS”里，我们简单介绍了大脑是如何来定位自身在空间中位置的。在“心理与大脑”里，我们探讨人类心理现象的本质。“悟空显身手，对镜贴花黄”则介绍了科学家如何利用照镜子这一日常生活中常见的行为，来研究自我意识。

（审稿：王佐仁）

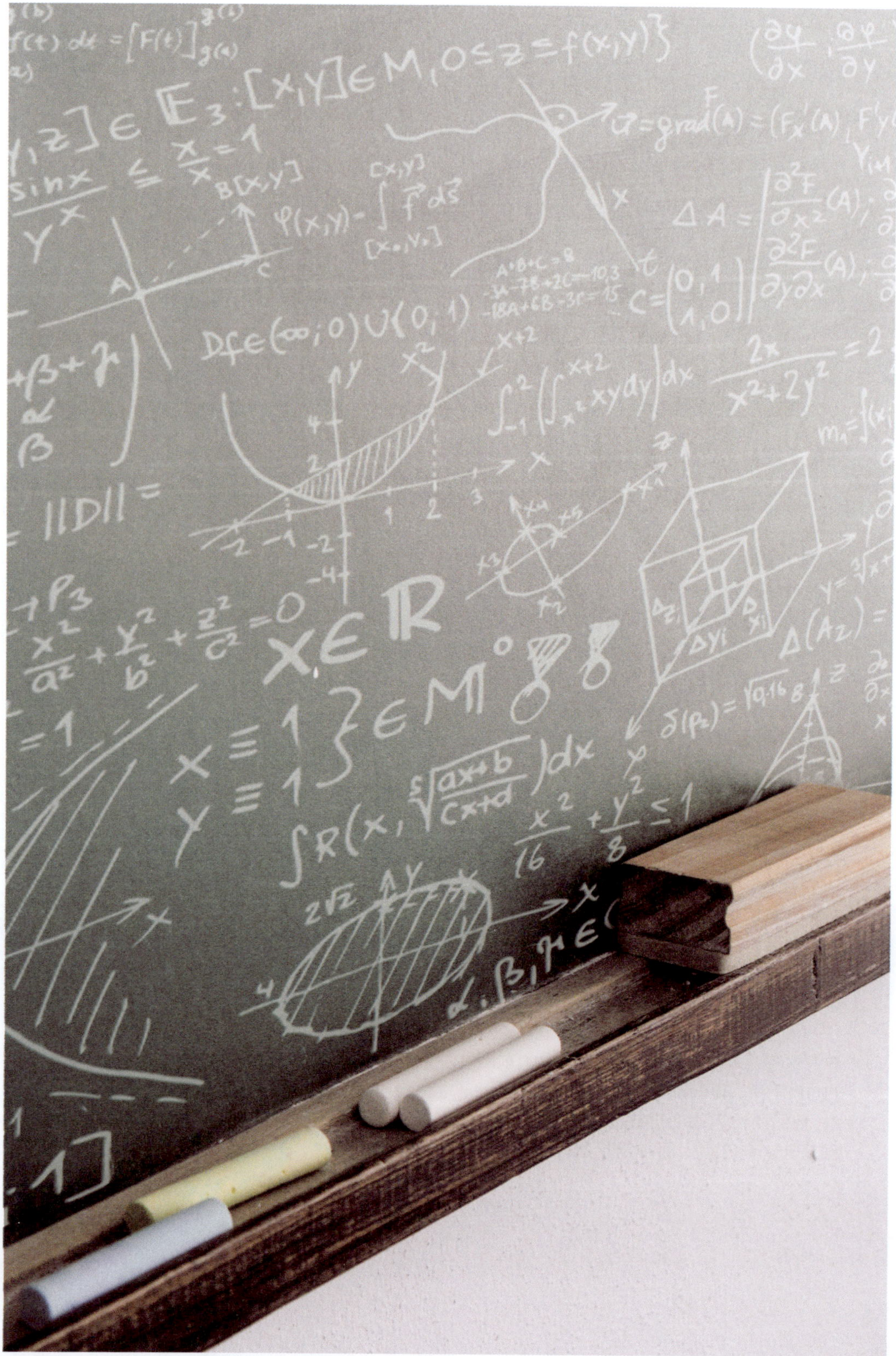

Df∈(-∞;0)∪(0;1)
x∈ℝ
x≡1
y≡1
}∈M
∫R(x, ⁵√((ax+b)/(cx+d)))dx
x²/16 + y²/8 ≤ 1
x²/a² + y²/b² + z²/c² = 0
||D|| =

揭秘记忆的求索之旅

| 唐 骋

如果有人问我，现代神经科学最难解决的问题是什么，我想我会毫不犹豫地回答是记忆。记忆，它在生物界中是如此常见。无论是堪称智慧无双的人类，还是全身总共只有302个神经元的线虫，甚至只有一个细胞的酵母菌，都存在记忆现象。正是从小到大林林总总的记忆，赋予了人们不同的性格，树立了人们不同的世界观、人生观、价值观，让不同的人走向了不同的道路。可是，这个重要到无以复加的记忆，它的本质究竟是什么呢？它是以什么形式存在于我们大脑之中的呢？遗憾的是，时至今日，依然没有人能够很好地回答这两个问题。

对记忆的探索历史

在古代，无论东方还是西方，人们普遍相信包括记忆在内的一切意识活动，都源自一种叫做“灵魂”的东西。它是绝对形而上的、不可被研究的。可能正是出于这个原因，真正去探讨记忆本质问题的古人，简直是凤毛麟角。最早思考这个问题的人是古希腊伟大的哲学家、自然哲学的先驱亚里士多德(Aristotle)。与当时将灵魂视为神圣不可亵渎之物的普遍想法不同，亚里士多德认为灵魂是可以被研究的，于是很自然地，记忆也是他研究的对象之一。他在其著作《论记忆》里提出：就像是用印章敲出印迹一样，外界的刺激也会在灵魂中产生“印迹”，这些“印迹”会改变灵魂的样式，从而塑造出不同的人格。年老者的灵魂就像风化的岩石一样，上面留下的“印迹”会逐渐被侵蚀，所以老人会失去记忆。而不同的人之所以拥有不同的记忆力，是因为不同的人，灵魂质地也不同。有的人太软，“印迹”很快就被侵蚀了；有的人太硬，“印迹”难以产生。只有“软硬适中”的灵魂，才能产生强健而长久的记忆。诚

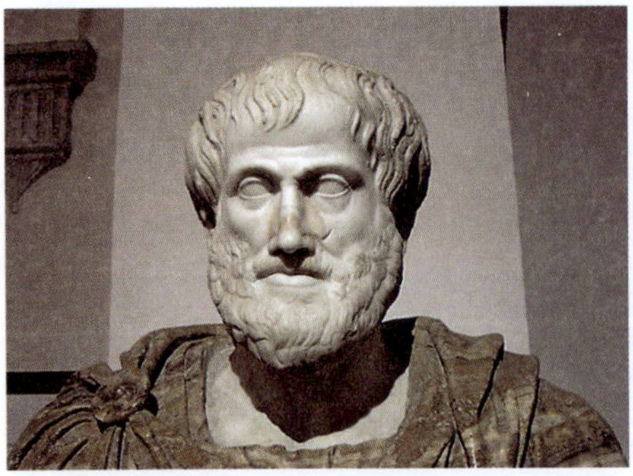

亚里士多德（公元前384—前322） 古希腊著名哲学家，大部分经典科学概念的定义者。在其著作《论灵魂》《论感觉》《论记忆》等中详细探讨了思维和意识的问题。（图片来源：https：//commons.wikimedia.org/wiki/File：Aristotle_Altemps_Inv8575.jpg）

然，古人的朴素观念不能和现代科学理论同日而语，但是亚里士多德的理论在人类历史上首次，把记忆的获得与储存分开来加以讨论，进而定义了什么是记忆。现在的科学家们把信息被储存，继而影响行为的现象，定义为记忆；而把获取记忆的过程称为学习。学习和记忆就像一对无法分开的孪生子，因此神经科学上总是用“学习记忆”一词来描述这个领域。在科学探索的道路上，明确的定义总是万里开疆的第一步。

但是研究学习记忆并非一条轻松的道路，最先挡在人类面前的拦路虎叫做行为范式。我们知道，生物学家研究科学问题时，往往在诸如小鼠之类的动物上做实验，可以说没有实验动物就没有生物学的今天。而在神经科学的研究过程中，最重要的就是观察动物的行为：切掉某根神经，动物的后腿不动了，我们就知道这根神经是操控后腿运动的；切掉某个脑区，动物总是整晚失眠，我们就知道那个脑区跟睡眠–觉醒有关系。这种为某个研究目的而设计的行为学实验，就叫做行为范式。一个好的行为范式能够大大加深科学家对神经机制的理解。可是说到学习记忆，事情就不好办了。动物不会说话，更不会读书写字，我们该如何建立一种让大家都信服的专门用来研究学习记忆的行为范式呢？

解决这个问题的是两位至今仍大名如雷贯耳的伟大科学家——巴甫洛夫（I. P. Pavlov）和斯金纳（B. F. Skinner）。俄国生理学家巴甫洛夫最早的研究领域是消化系统（他也因此获得了诺贝尔生理或医学奖）。在一次测试狗分泌唾液的实验中，他偶然发现，负责给实验狗喂食的饲养员进入房间的时候会碰响门铃，而这门铃声会导致狗的唾液分泌量大大增加。他又另外寻找了实验室之外的狗，发现那些狗的唾液分泌并不受门铃影响。很显然，他实验室的狗记住了门铃和食物的联系。经过一系列实验之后，著名的条件反射被发现了。在巴甫洛夫之后，美国心理学家斯金纳更是大大拓展了条件反射的概念。他设计了一个操作箱，在这个箱子里面有一根操纵杆。被关在这箱子里的动物例如一只小鼠，只有亲自触碰到这个操纵杆，才能获取一定的奖赏，比如一小勺美味的食物。一开始，小鼠可能只是误打误撞地碰动了那个操纵杆而“意外”获得了一些食物，但是久而久之，小鼠就会学习到触碰操纵杆和获取食物的联系，继而一旦觉得肚子饿就主动地去触碰操纵杆。这种依靠动物自身操作来实现的条件反射，叫做操作性条件反射，而与此相对应，巴甫洛夫所建立的条件反射范式则称为经典条件反射。

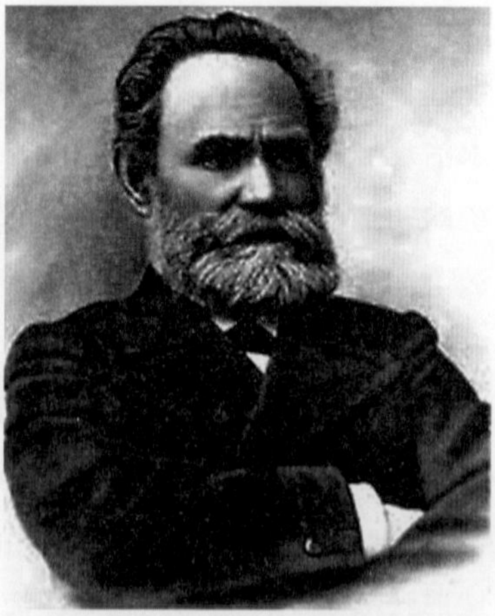

巴甫洛夫（1849—1936） 俄国著名生理学家，高级神经活动研究的奠基人之一。（图片来源：https：//commons.wikimedia.org/wiki/File：Ivan_Pavlov_nobel.jpg）

有了良好的行为范式，有关学习记忆的课题终于可以从形而上的哲学思考中解脱出来，放在实验室中科学地加以研究。但此时此刻的探索还停留在行为层面，学习记忆的生理学机制依然如同一个黑箱子一样摆在人们面前：我们可以知道什么样的操作会导致什么样的行为，但对其中的详细机制还全然没有头绪。

虽然在很早的古代，就已经有一些先驱人物敏锐地意识到大脑才是思维的物质基础，可是在人类漫长的历史中，东西方的主流思想似乎一直认定那颗怦怦跳动的“心”才是一切意识活动的源头。就这样，我们的祖先一直“心想”了数千年，也没“用心”想出大脑究竟有何作用。中国的古人甚至认为脑只是一个不堪大用的脂肪仓库，所以形容一个人胖而无用就说他是“脑满肠肥”。这种错误认识一直到启蒙运动以后才有了扭转。18世纪后，由于诸如阿斯特鲁克（S. Astruc）和洛兰图（L. Rolando）等学者及医生的工作，大脑是意识和思维的器官这一点才逐渐成为学术界的主流共识。但在那个时代，人们对大脑的认识还是相当粗糙的，甚至陷入玄幻，以至于在19世纪开始流行起了不亚于现代星座迷信的“颅相学”。尽管有各种错误认识，但就是在这样的年代里，神经科学走向了成熟，许多脑区的功能被破解出来。可以说，现代神经科学的大量重要基础就是在那个时代打下的。然而在一片繁荣之中，学习记忆像是一个被神经科学界遗弃的孤儿，在两百多年时间里一直鲜有进步。

围绕一名特殊患者的突破性发现

1933年在美国的康涅狄格州，有一个叫做莫莱森（H. G. Molaison）的7岁男孩不幸遭遇了一场严重车祸。没有人曾想到，这场车祸居然意外地打破了学习记忆研究的僵局。这个不幸的男孩在车祸中头部遭到重创，留下了非常严重的后遗症——

不定期的突发性癫痫。随着年龄的增长，他的癫痫越来越严重，终于到27岁的时候，他几乎丧失了全部的生活自理能力。不堪忍受病痛折磨的他，来到哈特福德医院寻求治疗。在对他的检查中，神经外科医生发现他癫痫的成因是大脑两侧颞叶边缘系统的一部分脑区发生了病变。那个时代的外科医学远没有现在这么精细，更遑论什么“医疗事故评审机制”了。医生对于这种情况的解决之道非常简单粗暴——哪里有问题，就把哪里切除。手术之后，莫莱森的病变脑区被完全移除。由此带来的好消息是困扰他20年之久的癫痫症状从此基本消失，而坏消息是他患上了可怕的后遗症——再也记不住任何新的东西了。从此，科学家们知道了控制新记忆产生的最关键脑区，就是莫莱森那个被摘除的、在颞叶皮层下边缘系统的一块区域。由于这块区域形状类似一种海洋动物——海马，所以被命名为海马区。后来，科学家发现某些疾病如阿尔茨海默病（以前称为老年痴呆症），就正是因为海马区的神经元大量死亡，而导致病人出现类似于莫莱森的症状。

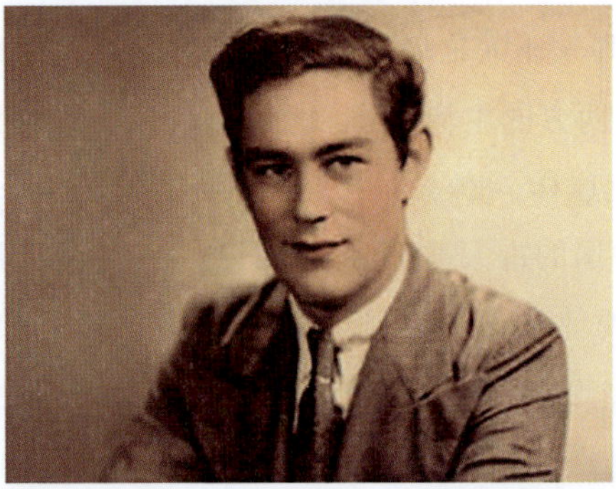
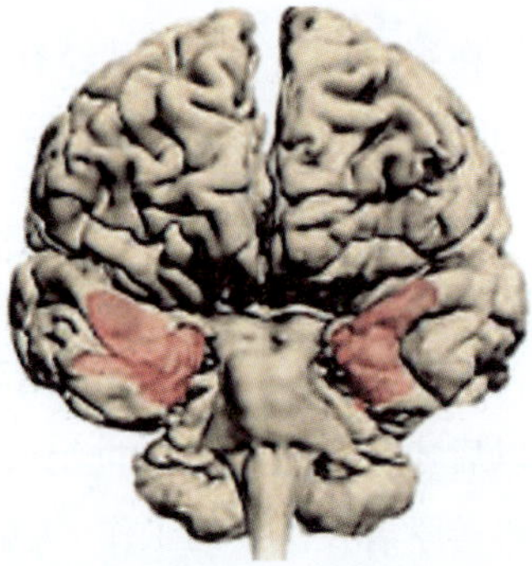

莫莱森（1926—2008） 学习记忆研究史上一个最重要的病人。右图示意他被摘除的脑区，这个脑区包括大部分海马区以及少量的海马区周边区域。（图片来源：https：//en.wikipedia.org/wiki/Memory_consolidation#/media/File：Henry_Gustav_1.jpg）

莫莱森的智力、人格或已有的记忆都没有受到任何影响，但是他不能形成新的记忆。任何记忆在他的脑海里都一闪而过，只要一分神他就会忘记自己之前在做什么，遇到了什么人，或者正在阅读什么内容。正是对莫莱森的研究，让科学家们知道了记忆可以根据时效分为工作记忆、短期记忆和长期记忆。工作记忆是为完成当下的工作而临时产生的一些记忆。譬如你全神贯注做一件事情的时候，你会记得这件事情的大部分细节，而一旦你完成了这件事，为做这件事所临时产生的记忆，比如说某个工具被顺手放在哪里之类都会消失。短期记忆是为了完成一些时间跨度相对比较长的工作而产生的临时记忆，比如说你的朋友约你去吃饭，在赴宴之前，你一直会记得约定的时间地点，但是此事过后几个月你就会彻底忘掉这些细节。长期记忆则几乎会伴随一生，比如初吻时的情景、父母的模样。莫莱森的工作记忆没有问题，但是工作记忆无论如何也不能转变成短期记忆或者长期记忆。

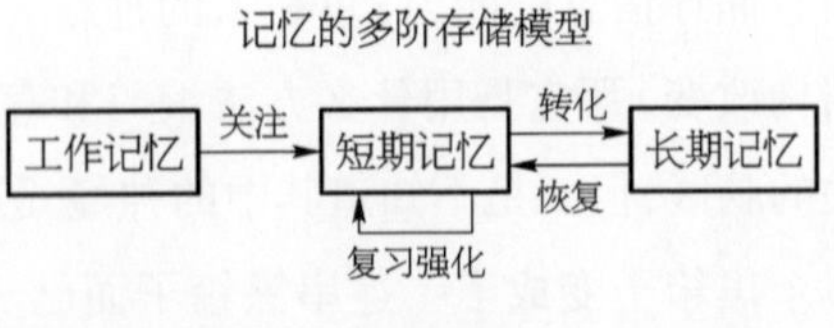

不同时效记忆相互转化的模型　这个模型被称为Atkinson–Shiffrin记忆模型。（唐骋 绘制）

除此以外，科学家们还对莫莱森做了很多很有趣的实验。有一次，研究莫莱森最多的科学家、加拿大心理学家米尔纳（B. Milner）让莫莱森按照镜子里面的图像在纸上绘画，这对常人而言并不是一件轻而易举的事情。一开始他做得也不好，但是经过长期的练习，莫莱森居然和常人一样取得了进步——尽管他自己丝毫不记得做过任何相关的训练。于是科学家们意识到，那些可以用语言描述的记忆和那些所谓要用身体记住的记忆是不同的，这两种记忆后来分别被称为陈述性记忆和程序性记忆（或非陈述性记忆）。

就是在对他一次又一次的研究过程中，科学家不仅第一次把虚无缥缈的记忆同实实在在的大脑区域联系了起来，而且建立了对记忆更准确的分类。除上述提到的两种分类方法以外，还有按照记忆的抽象或具体而划分语义记忆和情景记忆，按照是否有意识而划分外显记忆和内隐记忆等。这种科学的分类可以说是继亚里士多德定义记忆以来，最为重要的概念扩展。

海马与记忆之间关联的发现，让科学家们意识到记忆并不是如之前大多数人所认为的那样弥散于整个脑区，而是只与特定的若干脑区相关。基于巴甫洛夫和斯金纳建立的行为范式，通过简单地损毁和修复的实验，人们找到了与记忆相关的越来越多的脑区，比如伏隔核、杏仁核、丘脑等，它们都在记忆的形成、存储与调用中扮演了各自不同的角色。

科学的车轮永不停歇地滚滚向前，在探索学习记忆奥秘征途上的科学工作者也不会满足于这一次胜利，好奇心依然在驱使着人们进行更深入、更细致的探索。跟学习记忆相关的脑区和神经通路是找到了，但人们不禁又要问：记忆是以怎样的形式被储存的呢？人的大脑里没有硬盘，没有闪存，却拥有近乎无穷无尽的记忆。例如一个来自美国的孤独症患者金·匹克（Kim Peek），他可以准确无误地记住超过9 000本书的内容，只要听过一遍的曲子便能一辈子一点不差地演奏出来。很显然，神经元拥有储存信息的能力，可是人的神经元在正常情况下终其一生都没有明显的数量与结构改变，那它是用什么方法编码和存储这些信息的呢？就算知道了与学习记忆相关的脑区，但要是不知道其中的神经元运作机制的话，记忆的奥秘仍然只不过是从一整个黑箱子变成了一连串黑箱子而已。勇于探索未知的科学家可是憋足了一口气，非要把这个黑箱子里面每一个零件都拆出来仔细观察一遍不可！

寻找学习记忆中神经改变的证据

其实在20世纪初，就已经有一些科学家隐约找到了神经元或神经通路发生变化的证据。1923年，也就是在莫莱森出生之前3年，一个叫拉什利（K. Lashley）的美国心理学家就在有关猕猴学习记忆的研究中提出了神经系统可以发生变化的理论。可在那个时候，学术界的主流理论是神经系统就像一台线路复杂的计算机，神经元就像其中的硬件系统，它们可以加载不同的程序，但本身不会发生变化，所以在那个时候，拉什利的理论孤掌难鸣，并没有被同行所接受。

然而到了20世纪后半叶，随着一系列技术的进步，人们有了更强大、更精细也更便捷的工具来探索生命的奥秘。这时电生理进入它发展的黄金时期，有了电生理技术的支撑，科学家们可以观察神经元更细微的变化，从而神经元固定不变的思想开始受到挑战。1970年，两位研究视觉神经机制的北美科学家休伯尔（D. H. Hubel）和威泽尔（T. N. Wiesel）做了一个实验：他们把猫的一只眼睛从出生起就缝合起来，于是这只猫从睁眼开始就只能“一目了然”地观察周围世界。等这只猫长大以后，他们检查了其大脑的视觉处理区域，查看是否发生了什么变化。结果非常惊人，大脑中原本平均分配给两只眼睛的神经通路，现在百分百地分配给了当初没有缝合的那只眼睛，而被缝合的眼睛与大脑的连接则几乎消失了。这项研究以其巧妙的设计，无可辩驳地证明了神经系统确实是可以发生变化的。后来，科学家专门发明了一个词叫做“神经可塑性”（neuroplasticity），来表示神经元这种可以发生变化的潜力。

既然神经元和神经系统是具有变化潜力的，人们就会很自然地联想到，这种变化可能即是记忆形成的生理基础。现在回过头来看看亚里士多德的学说，如果把他理论中的“灵魂”换成“神经系统”的话，似乎确实有很多问题能够自圆其说。于是科学家们迅速行动起来，探索神经可塑性的规律。功夫不负有心人，在1973年，两位科学家布利斯（T. V. P. Bliss）和洛莫（T. Lomo）在高频电刺激家兔的海马神经元之后，发现这个神经元会变得更容易兴奋，而且这种状态可以维持几小时乃至几星期。此效应被命名为“长时程增强”(long-term potentiation, LTP)。9年后，另外两位科学家伊藤正男(M. Ito)和狩野方伸(M. Kano)在研究小脑的某种神经元时，发现了与长时程增强相反的效应——“长时程抑制”(long-term depression, LTD)。

既然中枢神经系统作为一个整体具有可塑性，那么在一个简单的神经环路中，是否也会有类似的效应呢？一位当今还在世的著名神经学家、神经学界的泰斗级人物、美籍奥地利科学家坎德尔(E. Kandel)在1974年为这个问题找到了答案。

坎德尔的实验对象是海兔——一种外形很萌的海洋腹足类动物。他建立的行为范式是海兔的缩鳃反射。所谓缩鳃反射就是海兔的身体在受到刺激的时候会把自己柔嫩的外鳃缩回体内以免遭受伤害。这是一种先天就有的、比较简单的反射，其本身并不属于学习记忆范畴。坎德尔首先用水流冲击海兔的喷水管皮肤，海兔受到刺激引发缩鳃反射。但是如果在短时间内频繁地冲击海兔，海兔会“意识到”这种刺激并无危险，于是缩鳃反射就会减弱，换言之，就是要用更强烈的水流冲击，才能再度引发缩鳃反射。这种改变叫做“习惯化”。反之，如果在水流冲击的同时给海兔一个伤害

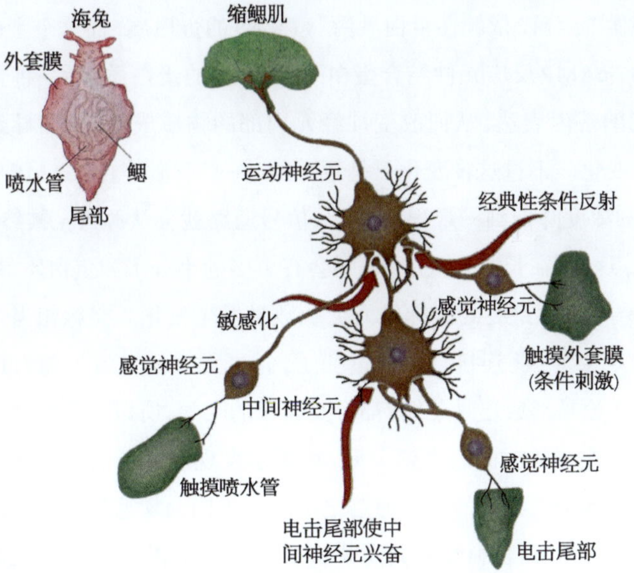

海兔实验　在敏感化研究中，对尾部的电击通过使中间神经元兴奋，导致喷水管皮肤感觉神经与缩鳃肌运动神经元的突触连接发生内在改变。结果，触摸喷水管导致更强的缩鳃反应。在经典性条件反射研究中，电击尾部多次紧随于触摸外套膜后，外套膜皮肤感觉神经元对缩鳃肌运动神经元的突触信号传递被中间神经元的兴奋所强化。结果，单独触摸外套膜即可导致更强的缩鳃反应。(图片来源：《彩图科技百科全书·人与智能》)

性的刺激，比如说对尾部来一点电击，那么海兔的缩鳃反射就会增强，这就叫“敏感化”。习惯化和敏感化可以认为是最简单的一类学习记忆。有趣的是，即便这么简单的记忆现象，也会有短期记忆和长期记忆之分：偶尔一次频繁刺激所导致的习惯化，只能维持数分钟时间；但是如果在几天内周期性地“训练”海兔，那么这样的习惯化在停止训练三星期以后依然可以存在。当然，敏感化也一样存在这种现象。之所以用海兔的缩鳃反射做实验，是因为海兔的神经系统相对简单，在这种最简单的学习记忆行为范式中只涉及24个感觉神经元、6个运动神经元以及少数中间神经元，这样只要分别一个一个记录这些神经元的活动，研究人员就可以观测到一整个行为范式中全部的神经活动细节。

经过细致的实验和分析，坎德尔团队终于用详细的数据证实了在学习记忆过程中确实存在长时程增强的现象。在后续的研究中，世界各地的科学家也相继证实了长时程抑制同样对记忆的形成有着关键的作用。不但如此，坎德尔的研究还把学习记忆的机制扩展到了分子层面。经过十多年的艰苦探索，他发现了在短期的习惯化过程中，神经元会产生一种叫做“环磷酸腺苷”（cAMP）的小分子，这种小分子又会作用于一种叫做“cAMP依赖性蛋白激酶”（PKA）的蛋白质，而这个蛋白质又会作用于另一种称为“cAMP反应元件结合蛋白”（CREB）的蛋白质，后一种蛋白质则会直接影响神经元的基因表达，从而改变神经元内部的物质成分，进而导致整个神经元的敏感性发生变化。不过这种变化只是暂时的，一旦刺激停止，cAMP就会被逐渐降解；当cAMP的浓度降低到一定程度，整个信号通路就会从源头上被终止，并最终使一切又回归原点。而在长时程效应中，则会有更多的小分子和蛋白质参与进来，经过复杂的信号传导之后，最终导致神经元突触数量发生变化。突触相当于是神经元与神经元之间的连接节点，连接节点数量变了，神经元之间交流的能力自然也就改变了。而且突触无论是形成还是萎缩，都需要较长的时间，所以长时程效应可以在刺激停止之后依然存在很长时间。直到今天，坎德尔发现的分子信号通路依然是学习记忆分子机制研究当中最经典的信号通路之一。也正因为坎德尔对学习记忆机制研究的巨大贡献，他与另外两位科学家共同荣获了2000年的诺贝尔生理学或医学奖。

有关学习记忆的新探索

尽管取得了无数的进步，但记忆的黑箱还是远远没有被搞清楚。如果说学习记忆是一座高峰的话，现在的我们还只是在山麓徘徊而已。我们发现得越多，就会看到更为广阔的未知领域。虽然知道了神经系统具有可塑性，但是到目前为止，我们发现维持时间最长的长时程效应也不超过半年，这很难解释那些终身不忘的记忆。此外，虽然有一些大脑损伤的病例会出现丢失一部分记忆的情况，但是时至今日，也没人说得清楚记忆究竟是储存于整个大脑中，还是只固定存储在某几个位置上。近期的研究倾向于认为，大脑前额叶皮层是记忆存储的核心区域，不过这种理论还需要更多证据的支持；而更本质的问题，记忆是如何被编码的，则更是让人一筹莫展。

进入21世纪后，生物学有了更长足的发展，许多前人难以想象的新工具、新方法被开发出来。借助于钙成像技术和双光子显微镜，我们可以像科幻影片里一样，很直观地看到神经信号顺着神经纤维传递。利用经过特殊改造的腺病毒和狂犬病毒，我们可以很轻松地在活体上标记、追踪我们感兴趣的神经纤维和神经信号。通过光遗传技术，高度特异地操控某一类乃至某一个神经元已成为可能。种种进步都在宣告着一个神经科学研究的新纪元到来。

比起需要亲自手绘神经元形态的前辈们，如今拥有这些新技术的科学家们可以做更多更有意思的实验。看过《盗梦空间》或是《全面回忆》之类电影的朋友们，可能会觉得其中植入虚假记忆的技术非常引人入胜，而在今天，聪明的科学家们已经采用种种手段将这种科幻变成了现实，这也从一个侧面说明了想象力总是人类科技进步的指路明灯。

在众多制造虚假记忆的尝试当中，日本生物学家利根川进（T. Susumu）可以说是其中的佼佼者。注意，虽然这里给他的头衔是生物学家，但是这位利根川进可以说是个神人，他年轻时候的志向是做个工程师，但是受到二战后当时日本国内一些反美情绪的影响，改为立志要做一个超越美国人的大科学家。在美国获得博士学位之后又做了几年博士后，接着因为签证到期而去瑞士巴塞尔大学从事科学研究。他一开始的研究领域是免疫学，并由于发现了基因编码抗体的机制而获得1987年的诺贝尔生理学或医学奖。但是在此之后，他忽然又对神经科学产生

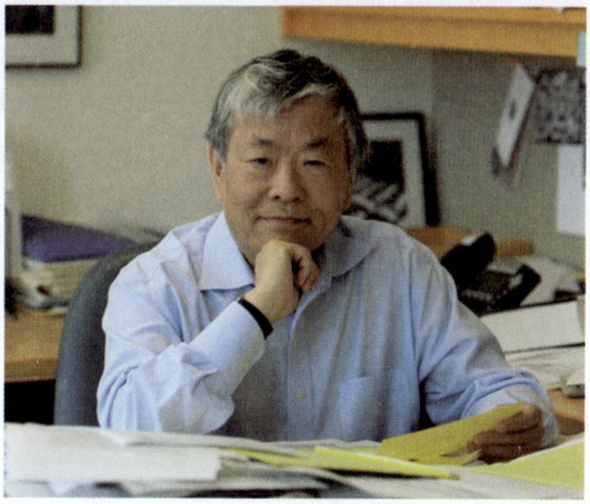

利根川进（1939—） 他的团队利用光遗传技术成功地给小鼠植入了虚假记忆。

了浓厚兴趣，进而完全终止了在免疫学领域的研究，全身心投入到探索学习记忆奥秘的挑战中来。

利根川进之所以敢于尝试制造虚假记忆，是因为他的实验室和团队掌握了一种复杂却极为有用的科研工具，那就是光遗传（optogenetics，参见本书“大脑的光控开关”）。光遗传的原理比较简单，就是通过基因操作的手段，将一些对光敏感的离子通道或者离子泵分子，比如说视紫红质通道蛋白（channelrhodopsin，ChR）表达在研究者指定的神经元上，同时给实验动物比方说小鼠植入光纤。这样，只要打开光源，光纤将光照射到脑内神经元上，小鼠那些表达ChR的神经元就会兴奋起来，从而给它们下游的神经元发送信号。光遗传技术的发明，让神经学家们只要按按开关控制光线的有无，就可以随心所欲地让自己感兴趣的神经元发生兴奋或者抑制，同时对其他神经元毫无影响，效果立竿见影，确实是再理想不过的工具了。

利根川进的研究团队首先设法定位了小鼠海马神经元中与某些恐惧记忆相关的神经元，然后再利用他们的光遗传工具，特异性地激活那些神经元。结果奇迹出现了：这些小鼠产生了一段实际并不曾经历的恐惧记忆，换言之，研究团队给这些小鼠“植入”了虚假的恐惧记忆。利根川进的团队并未就此止步，既然记忆可以“无中生有”，那一定也能“朝秦暮楚”。就在他们成功植入虚假记忆之后没几年，这个团队又进一步做到了“改写”虚假记忆。他们首先利用植入虚假记忆的方法，让小鼠对一间无害的房间产生莫名的恐惧，之后又再一次“覆写”了之前的虚假记忆，从而让小鼠转而爱上这个房间。

不得不说，很多时候，幻想距离我们真的并不遥远。

讲到这里，人类探索记忆奥秘的故事就要暂时告一段落了。在漫长的历史中，科学家们付出了巨大的努力，取得了无数的胜利，可是这些成就在真理的汪洋大海面前只是沧海一粟，未来还有更多更有趣的奥秘在等待着人类去探究。记忆的本质是什么？这个数千年前由亚里士多德提出的问题，依然需要更多仁人志士去求索答案。

（审稿：王佐仁）

参考文献

Caudron F, Barral Y. 2013. A super-assembly of whi3 encodes memory of deceptive encounters by single cells during yeast courtship. Cell, 155(6): 1244–1257.

Liu X, Ramirez S, Pang P T, et al. 2012. Optogenetic stimulation of a hippocampal engram activates fear memory recall. Nature, 484(7394): 381–385.

Okano H, Hirano T, Balaban E. 2000. Learning and memory. Proceedings of the National Academy of Sciences, 97(23): 12403–12404.

Ramirez S, Liu X, Lin P A, et al. 2013. Creating a false memory in the hippocampus. Science, 341(6144): 387–391.

Redondo R L, Kim J, Arons A L, et al. 2011. Bidirectional switch of the valence associated with a hippocampal contextual memory engram. Nature, 513(7518): 426.

大脑的 GPS

| 侯晗　顾勇

我们是如何感知我们所在空间，又是如何感知、记忆并且规划躯体自身在空间中位置和运动的？这是所有“动”物都要面临和解决的问题。对于绝大多数需要在自然界中寻找食物和躲避天敌的动物来说，如果缺乏这一关乎生死存亡的能力，其后果可比我们人类由于严重依赖GPS（全球定位系统）而导致的“路痴”要严重得多。

来自英国伦敦大学学院的约翰·奥基夫（J. O’ Keefe）以及挪威的科学家夫妇迈–布丽特·莫泽（M.–B. Moser）和爱德华·莫泽（E. Moser），在前后跨越40多年的一系列研究中，对这一问题给出了较为系统的解答。2014年的诺贝尔生理学或医学奖颁发给他们三位，以表彰他们“发现了构成大脑中定位系统的细胞”，并且“实现了理解细胞群体如何执行高级认知功能的一次范式转移（paradigm shift）”。

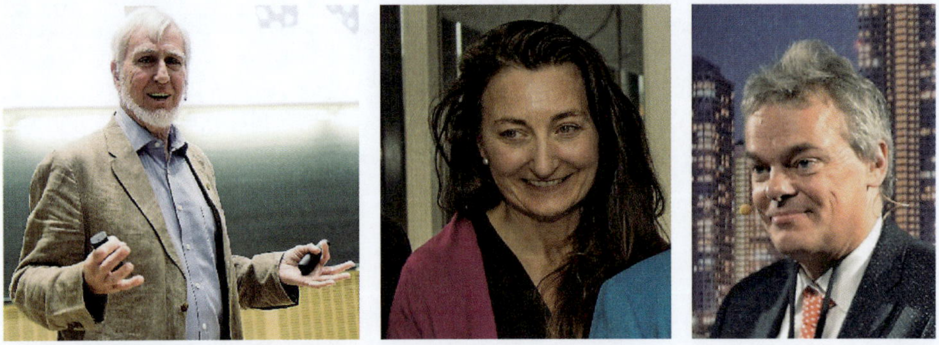

约翰·奥基夫（左）、迈–布丽特·莫泽（中）和爱德华·莫泽（右）（图片来源：维基百科）

奥基夫发现海马体中的位置细胞

作为一名生理心理学家，奥基夫对“大脑如何控制行为和决策”有着浓厚的兴趣，并打算通过神经生理学实验来研究这些问题。20世纪60年代末，他开始在自由活动的大鼠上进行脑细胞的电生理记录。1971年，奥基夫和同事在大鼠大脑的海马（hippocampus）CA1区域发现了一类前所未见的神经细胞。只有当大鼠处于环境中某个特定位置时，这类细胞中特定的一部分才会发生兴奋，并发放出一种时长约为10^{-3}秒的电脉冲，即“动作电位”（action potential）。由于这类细胞是否放电，取决于大鼠所处的位置，因此被称作“位置细胞”（place cell）。对于某一个特定的位置细胞来说，能够引起它放电的空间位置叫“位置野”（place field），位置野通常占据着空间中一个特定的局部区域。

奥基夫和他的同事发现，海马CA1中每个不同的位置细胞，具有不同的位置野。而从总体上看，这些不同的位置野能够像拼图一样覆盖整个动物活动的空间，从而可以编码动物在这个空间里的所有位置。同时，通过调整实验中的环境参数，奥基夫证明，位置细胞的特殊性质并非仅仅来源于直接的感觉输入，它所反映的是大脑内部环路对外部环境的一种抽象理解。这就是说，即使有人换了一幅新窗帘或者搬进来一张新桌子，你仍然可以知道你正坐在房间里的哪个位置。

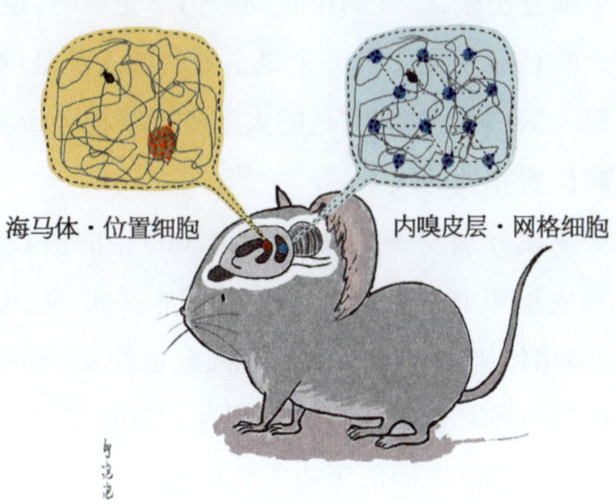

位置细胞和网格细胞的特性　上方左侧和右侧两个框分别对应着海马体位置细胞和内嗅皮层网格细胞。框内灰色曲线代表大鼠的运动轨迹，小点代表当大鼠经过时，某一特定细胞发生兴奋和发放动作电位的位置。科学家根据这些动作电位的发放位置，就可以绘制出如框内圆形区域所示的此细胞的位置野。单个位置细胞只具有单一的位置野（左框内橙色的圆形区域），而单个网格细胞具有多个重复排列的位置野（右框内若干深蓝色的区域），形成了高度规则的等边三角形网格结构（黑色虚线）。（赵宇晨 绘制）

有趣的是，这种抽象的拼图并非一成不变。在之后的工作中，奥基夫等人发现，在大鼠进入一个新的环境并探索一段时间以后，它之前的位置细胞拼图将会改变，甚至会加入一些新的位置细胞来重新形成一张新的拼图，他们称这一动态过程为“重新映射”（remapping）。这就像你从书房走到客厅以后，之前存在于你大脑里的“书房拼图”会很快切换为“客厅拼图”，然后继续编码你在客厅里的位置一样。重新映射不仅可以通过在新环境中的探索学习而形成，还具有记忆功能。你之所以能在“书房拼图”和“客厅拼图”之间迅速切换，是因为这两套拼图早已存在于你的记忆当中。

因此奥基夫认为，海马的位置细胞能够为动物提供一张抽象的、动态的“认知地图”（cognitive map），这张地图使得动物能够感知和记忆不同的外部空间，并时刻获取自身在空间中位置的信息，从而形成大脑空间记忆与定位系统的基础。

莫泽夫妇发现内嗅皮层中的网格细胞

接下来的问题是：位置细胞是如何具有这些特殊性质的？自从奥基夫于1971年发现位置细胞之后，人们普遍猜测，既然海马本身就是一个处理空间和记忆的相对独立的区域，那么位置细胞的独特性质，很可能来源于海马内部。

然而，这个猜测被之后的两个发现所推翻，其中一个发现就来自莫泽夫妇。他们在2002年发现，即使切断海马内部从CA3到CA1区域的联系，使得CA1从海马环路中孤立出来，CA1的位置细胞仍不受影响，说明它们的性质并非来源于海马内部。而此时CA1区剩下的一个最主要的输入源是内嗅皮层（entorhinal cortex），它是位于大鼠大脑后部、紧邻海马的大脑皮层结构。于是，莫泽夫妇开始在这一区域中寻找与空间位置相关的线索。

在分别发表于2004年和2005年的两篇论文中，莫泽夫妇的研究组报道了在内嗅皮层里有一种和海马位置细胞类似的、电活动依赖于空间位置的特殊细胞——“网格细胞”（grid cell）。令人吃惊的是，和单个位置细胞只具有单一的位置野不同，网格细胞具有高度规则的周期式重复的位置野。把这些位置野连接起来，刚好能形成一张铺满空间的等边三角形网格。

莫泽夫妇发现，在内嗅皮层的同一区域附近，不同的网格细胞具有相似的网格大小（spacing）和朝向（orientation），但是相位（phase）不同，即网格之间会发生整体平移，使得相邻的网格细胞群体的位置野，刚好可以覆盖整个空间；另外一方面，位于内嗅皮层不同区域的网格细胞，又具有不同的网格大小，从几厘米到几米不等。因此，莫泽夫妇认为，网格细胞为大脑的“认知地图”提供了一套具有多种尺度的坐标系统（metric coordinate system），并且其“量程”和动物通常活动的范围恰好相当。

从实验到理论

那么，网格细胞和位置细胞之间到底有着什么样的关系呢？我们需要什么样的大脑环路，才能最终形成一个完整的定位系统呢？这个定位系统的背后，又有着怎样的数学理论？包括奥基夫和莫泽夫妇在内，很多实验和理论神经科学家进行了大量的新探索。

一种理论模型认为，网格细胞和位置细胞之间具有简单的前馈层级关系（feed-forward hierarchy）：把具有不同网格大小的网格细胞的输入相叠加，就可以直接形成位置细胞独特的位置野，从而构成整个定位系统。

然而，这一模型受到了最近一些实验数据的质疑。新的实验数据和数学模型认为，两者并不是简单的上下游关系，而更可能是一种互补的并列关系，并且整个系统的构成也复杂得多。

一方面，大脑中的"认知地图"（即海马位置细胞的位置野）并非主要来源于内嗅皮层中的网格细胞，而可能来源于莫泽夫妇和其他团队后来在内嗅皮层中发现的"边界细胞"（boundary cell）。这类细胞只有在动物相对于空间边界有特定距离和特定方向时才会兴奋，类似于一个带有指南针的防撞检测器。内嗅皮层中的边界细胞给海马中的位置细胞提供了环境依赖（context-dependent）的输入，这为海马认知地图在不同环境中的形成、存储和切换提供了可能。

另一方面，网格细胞则接受一种非环境依赖的（context-independent）输入，主要来自大脑中其他区域感知自身运动（self-motion）的信号，例如视觉光流（optical flow）和前庭（vestibular）信号。网格细胞进而通过一种被称作"连续吸引子网络"（continuous attractor network）的结构，对这些描述运动速度及加速度的信息进行处理，得到关于动物最近运动轨迹的路径积分（path integration）。这个过程如同在大脑中进行"惯性制导"（inertial navigation）。

因此，位置细胞和网格细胞构成了大脑定位系统中功能上互补的两个部分，分别提供基于外部环境和基于自身运动的空间定位信息。此外，它们之间还能通过丰富的双向连接（reciprocal connection）来交换信息：网格细胞为位置细胞提供可以支持惯性制导的坐标系统，而位置细胞帮助网格细胞把坐标系统锚定在外部环境上，以适应不同的空间，并修正惯性制导过程中的累积误差。有趣的是，大脑中这样的安排，竟和工程师所设计的导航系统不谋而合！

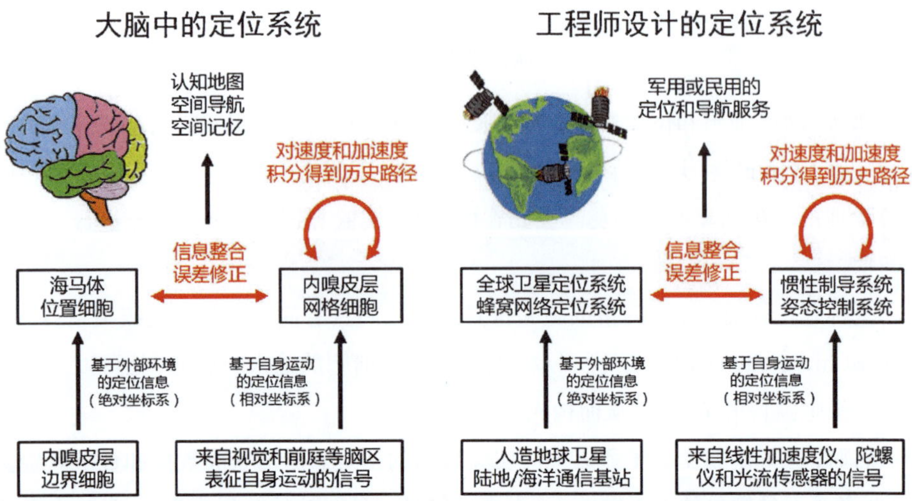

大脑定位系统与工程师设计的导航系统之比较　最新的实验证据和理论模型认为，除了位置细胞和网格细胞以外，大脑中的定位系统还包括其他多个与编码空间信息相关的细胞类型或者脑区，其工作机制可能与工程师所设计的导航系统十分相似。

奥基夫和莫泽夫妇所发现的位置细胞和网格细胞，以及他们之后的一系列工作，不仅回答了关于动物空间感知和导航的一些基本问题，更重要的是，通过主导这一领域40多年的探索，他们与众多研究者一起开创了一套系统神经科学领域的完整范式，即从实验发现、理论假说、计算预测再回到实验发现的螺旋式结构。正是实验、理论和计算三者的紧密结合与相互促进，才使得我们能够从细胞、环路到网络等不同层次，去理解大脑定位系统的结构和功能。

当然，这种理解仍不完整，甚至还相当粗糙。例如，我们对于大脑定位系统运行机制的理解还主要停留在理论模型阶段，尚缺乏精确的实验证据来支持不同元件对于动物认知功能的直接因果关系；我们对于认知地图的“重新映射”等复杂过程还没有合理的理论解释，对于位置–网格定位系统内部以及和其他脑区间的信息交流也不清楚。最后，尽管有证据表明阿尔茨海默病患者的空间记忆减退与人脑中海马位置细胞的退化有关，但要真正阐明其病理机制或者推进临床应用，还有待时日。如果这些都成真的话，我们也许就能期待属于大脑定位系统的下一个诺贝尔奖了。

（审稿：王佐仁）

参考文献

Barry C, Burgess N. 2014. Neural mechanisms of self-location. Current Biology, 24(8): R330.

Bush D, Barry C, Burgess N. 2014. What do grid cells contribute to place cell firing? Trends in Neurosciences, 37(3): 136.

Moser E I, Kropff E, Moser M B. 2007. Place cells, grid cells, and the brain's spatial representation system. Annual Review of Neuroscience, 31(1): 69.

Moser E I, Roudi Y, Witter M P, et al. 2014. Grid cells and cortical representation. Nature Reviews Neuroscience, 15(7): 466.

Nobel Media. 2014. The Nobel prize in physiology or medicine 2014. http: //www.nobelprize.org/nobel_prizes/medicine/laureates/2014/, 2017–04–13.

空间导航

| 程志仙

> "满眼风光多闪烁,
> 看山恰似走来迎,
> 仔细看山山不动,
> 是船行。"
>
> ——敦煌曲子词

星际迷航

科幻影视系列《星际迷航》中,柯克船长带领船员乘坐"企业者号"飞船穿梭在浩瀚的宇宙,寻找新的世界,发现新的文明,勇敢地前往前人未至之地。我们不妨设想,有一天,"企业者号"被卷入一片未知的空间,飞船的导航系统处于瘫痪状态,且被切断了与外界任何形式的信息交流,船员们被迫启用手动操作模式。为减少能量消耗,船员们需要实时监控飞船的运动状态,从而合理调度引擎的功率。因为没有任何外界参照,他们只能利用飞船内部物体的相对运动关系来确定飞船的运动信息。他们会发现,要推动的积木的块数越多,难度就越大,这意味着惯性定律在此空间依然是适用的。

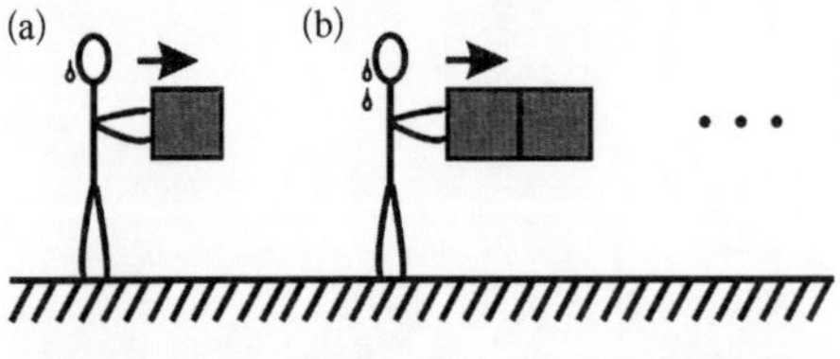

推动物体的难度正比于物体的惯性,惯性的大小用质量表征 (a)推动一块积木可能需要消费一滴"汗";(b)推动两块积木可能需要消费两滴"汗"。飞船中的积木处于失重状态,船员通过魔术胶带把自己的双脚粘在飞船底部。

于是,柯克船长和史巴克找来两块积木,将它们叠在一起,以保证这两块积木的初始运动状态是一样的,其中"下"

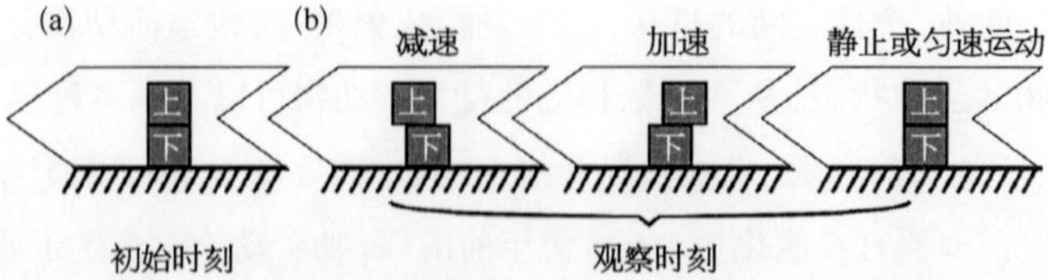

利用飞船内物体惯性所导致的相对运动来判断飞船的运动状况　箭头表示企业者号的船头。

积木被粘在飞船底部，而“上”积木没有固定在飞船的任何部件上，可以“随心所欲”地依从自己的惯性。

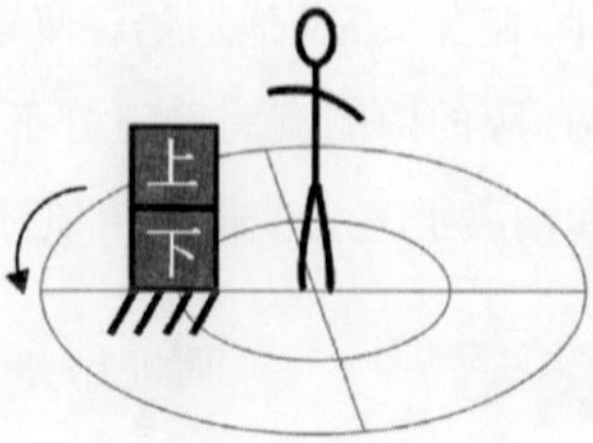

利用飞船内物体惯性所导致的相对运动来判断飞船是否旋转

等待飞船运动一段时间之后，柯克等人可能观察到积木的三种叠加结果，通过上下积木的错位情况判断飞船是在加速还是减速。如果他们观察到“上”积木与“下”积木并驾齐驱，他们可能会非常闹心了，因为利用惯性原理，飞船内部的人是无法区分静止和匀速运动这两种情况的。但是，“企业者号”的船员们可以毫不含糊地判断飞船是否正在转动：由于惯性作用，不受外力的物体（“上”）将保持自己的状态，从而相对于飞船的局部（“下”）沿切线方向飞出去。

判断自己所在系统的运动状态，对于迷失在未知空间的“企业者号”船员是生死攸关的事情，而这对于定居在拥挤地球上形形色色的动物来说，也是不可忽视的大事。

迷失于内耳的前庭器官

在芳草萋萋的非洲大草原，正在享用嫩草的羚羊们突然被草丛中的一丝动静惊破了胆，着了慌四散逃跑。一只刚成年捕猎经验不足的猎豹懊丧地看着四散的羊群，奔向一只看起来跑不动的羚羊。在残酷的动物世界，对自身运动和环境中其他动物的运动的把握，决定着在命悬一线的时刻动物是劫后余生，还是命丧黄泉。那么，动物是如何处理运动信息的呢？

在演化之初，动物们可能不必解析自身运动。演化史上较为原始的动物（如原生动物等）运动能力有限，它们自身就是环境的一部分，在液体环境中过着随波逐流的生活。在运动的感知方面，它们不需要区分敌我，只须知道“敌动推我动”即可。

随着动物越来越复杂，它们和环境的差别越来越大，能够实现的运动形式也越来越多。这时“敌动推我动”的信念将不再适用，动物们必须想办法区分自身相对于环境的运动。此外，个体之间的打斗、逃跑、捕食、繁殖等，也迫使动物分清自己和环境中其他动物的运动状态，从而采取相应的行为。动物可以利用多种感觉信息的输入——视觉、听觉和前庭觉，来检测运动信息，其中前庭觉就是利用惯性原理来检测自身运动的。前庭器官在演化史上约5亿年前出现，随着动物由水生走向陆生，从这一器官又衍生出听觉器官。

前庭器官被包埋于颞骨深处，可类比作迷失在外太空的"企业者号"。这里（内耳）暗无天日，地形错综复杂，被称为前庭迷路。骨质迷路的内部紧贴着一层膜状结构，膜的两侧流淌着组分不同的内淋巴液。内淋巴液含丰富的电解质离子（钾离子和钠离子），它使得自身惯性运动的变化转变为电信号成为可能。

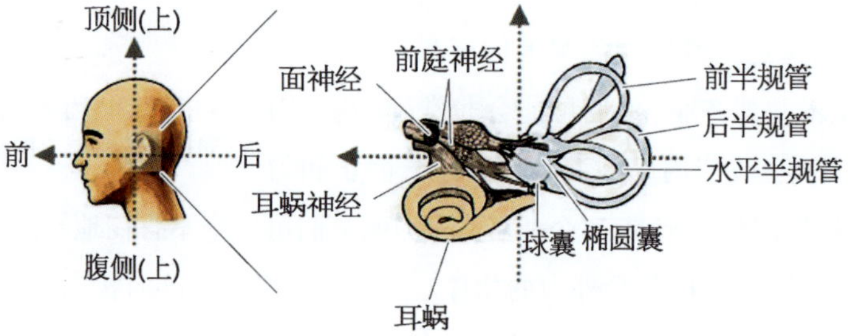

前庭器官的解剖结构 （余雪菲 绘制，改编自 Kandel et al.，2000）

单侧的前庭器官包括五个组成部分：两个膨大的囊状结构（球囊、椭圆囊）和三个相互垂直的半圆形管状结构（半规管）。其中球囊和椭圆囊负责检测线性加速度，半规管负责检测旋转加速度，它们将检测到的信号转化为电信号，经由前庭传入神经上传到脑干等处，以供进一步的加工处理。

那么，前庭器官是如何将惯性运动信号转化成电信号的呢？

前庭器官编码惯性运动加速度

放大观察前庭器官的解剖结构，我们发现前庭器官的感觉上皮上布满了呈六角形结构的纤毛束。一簇纤毛束对着一个毛细胞，而毛细胞与前庭传入神经存在突触连接。在一个毛细胞上，纤毛依据长短呈阶梯状排列，其中最长的一根为动纤毛，其余为静纤毛。

纤毛束的这种不对称排列，使得毛细胞具有极性。静纤毛倒向动纤毛，使得毛细胞发生去极化（即毛细胞内外的电位差变小），毛细胞释放的神经递质增加，前庭传

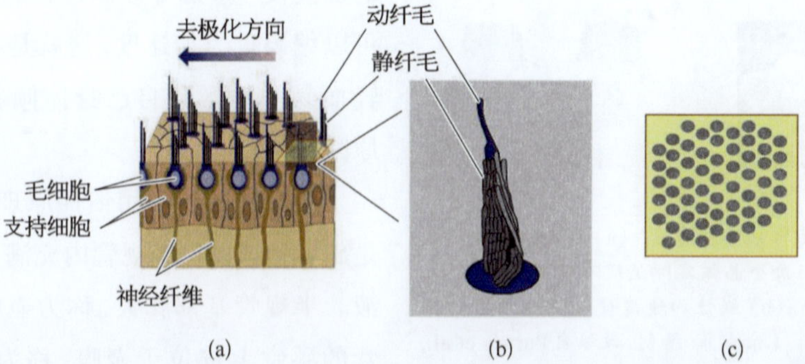

毛细胞的解剖结构 (a)前庭器官的一个切面，在这个切面上所有毛细胞的动纤毛都在同一侧；(b)豚鼠前庭毛细胞的纤毛束结构。从当前视角可以看到在从静纤毛到动纤毛的过程中，纤毛的长度逐渐增加；(c)纤毛束的横切面。(余雪菲 绘制，改编自 Purves et al.，2004)

入神经发放脉冲的频率增加。类似地，静纤毛倒离动纤毛将降低前庭传入神经发放脉冲的频率。发放频率改变的程度取决于纤毛束的偏折程度。因此，毛细胞可以将纤毛束的偏折方向和程度，转化为前庭传入神经发放脉冲频率的改变。

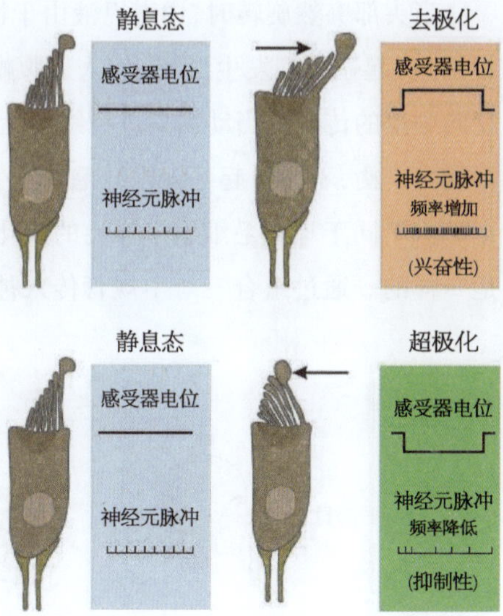

毛细胞将纤毛束的机械偏折转化为前庭传入神经电活动的变化 (余雪菲 绘制，改编自 Kandel et al.，2000)

前庭器官中的球囊、椭圆囊负责检测线性加速度，其感觉上皮的毛细胞的纤毛束，所处的基质上布满了微小的碳酸钙晶体，因此球囊和椭圆囊也合称耳石器官。相对于毛细胞外的果冻状基质，耳石的密度要大一些，惯性也要大一些。当头部突然加速时(如向右加速)，耳石惯性大、运动滞后，将引起毛细胞偏折(向左)。毛细胞的偏折方向取决于线性加速方向，偏折程度取决于线性加速度大小。这就是线性加速度信息如何转化为前庭传入神经发放脉冲的机理。从整个群体出发，耳石器官中毛细胞的极化方向非常复杂，所形成的极化向量遍布于整个三维空间的任何方向。由于生活在地表的动物持续受重力加速度影响，不管我们处于什么样的运动状态，总有部分耳石传入神经处于兴奋或者抑制的状态。根据爱因斯坦(A. Einstein)

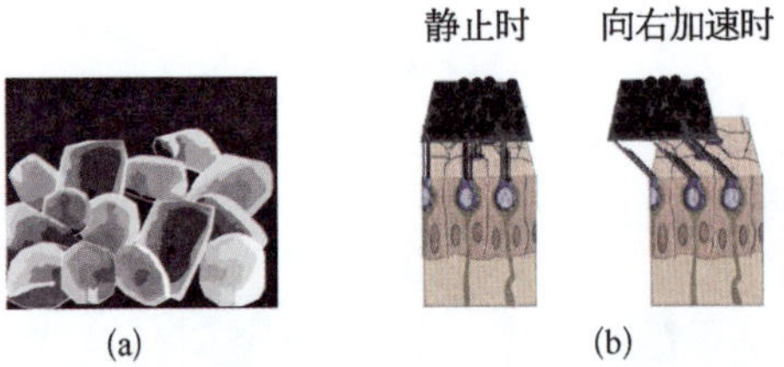

耳石器官传导线性加速度 (a) 耳石中碳酸钙晶体示意图。每个晶体实际呈现不规则多边形，大小为 50 μm。(b) 线性加速度使耳石毛细胞的纤毛发生偏折。(余雪菲 绘制，改编自 Purves et al., 2004)

的加速度–重力等效原理，耳石器官也可以编码重力加速度，这就是我们能够轻而易举地区分自己身体倾斜程度的原因。

半规管同样利用惯性原理，检测的是旋转加速度。半规管内充满了内淋巴液。半规管基部膨大，称为壶腹。半规管的感觉上皮位于壶腹，称为壶腹嵴。毛细胞的纤毛束伸入一团凝胶状的结构，也就是壶腹帽。壶腹帽像一个密封不太好的橡皮活塞一样横在壶腹中，可以在一定程度上阻碍内淋巴液的流动。

当头部突然旋转时，内淋巴液由于惯性而流向反方向，进而挤压挡在壶腹中的壶腹帽，引起壶腹帽发生形变，伸入壶腹帽的毛细胞纤毛束也发生偏折，实现旋转加速度向中枢的传导。当动物只进行线性运动时，壶腹帽两侧的内淋巴液流向相反，壶腹帽受力平衡，不会引起毛细胞纤毛束发生偏折，因此半规管无法传导动物自身的线性运动。不同于耳石毛细胞多样性的极化方向，每个半规管壶腹中毛细胞的极化方向是一样的。通过组合三对半规管传入神经的发放水平，半规管系统能编码三维空间

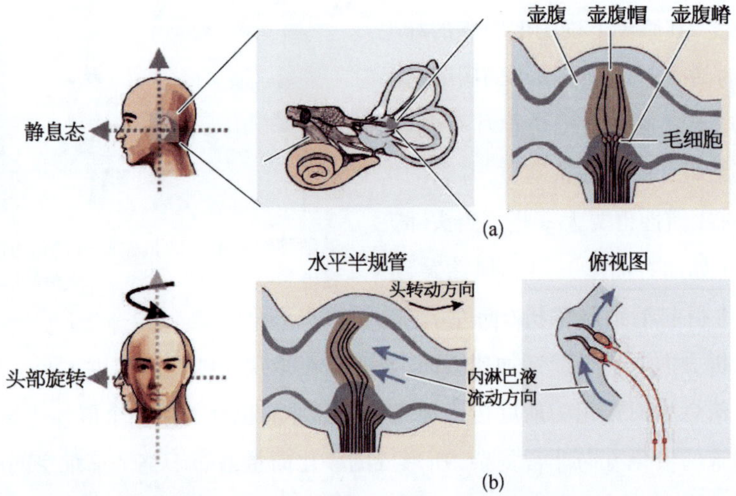

半规管传导旋转加速度 (a) 静息状态下，前庭器官(左)水平半规管的壶腹帽(右)状态；(b) 头部旋转时，水平半规管的壶腹帽状态。(余雪菲 绘制，改编自 Kandel et al., 2000)

中任意一个旋转方向。

如同“企业者号”的船员无法区分静止和匀速运动，前庭器官面对这个问题同样束手无策，但我们在日常生活中很少有这样的困惑。一系列的研究表明，随着惯性运动信息从外周到中枢上行传导，前庭系统通过整合来自耳石器官和半规管的信息，逐渐倾向于编码惯性运动的速度和位置信息。除了整合前庭系统内的信息，前庭中枢也可以整合来自视觉等其他模态的信息，以帮助动物精准地判断自身惯性运动的状况。

（审稿：顾勇　李澄宇）

参考文献

Kandel E, Schwartz J, Jessel T. 2000. Principles of neural science. 4th ed. New York: McGraw-Hill.

Purves D, Augustine G J, Fitzpatrick D, et al. 2004. Neuroscience. 3rd ed. Sunderland: Sinauer Associates.

聆听大脑的神秘电波

| 王　飞

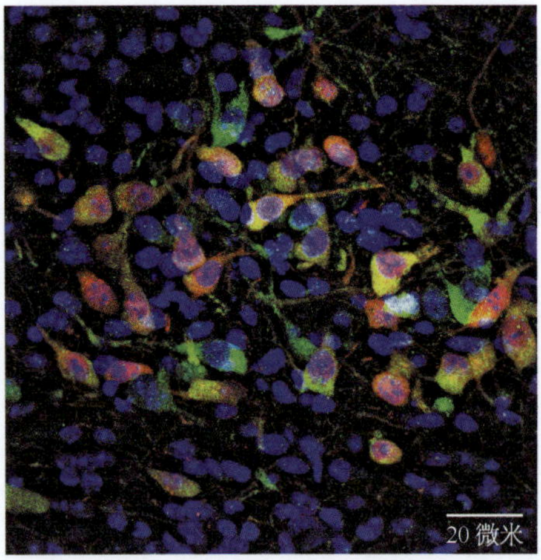

大脑中的神经元，不同颜色标记不同的5–羟色胺神经元　（周立　摄）

当我们身处异地他乡时，难免要学会几句方言或者外语才能够和当地人进行交流。好在语言不通时，我们可以通过手势或者画图来表明意思。但是，如果我们进入了大脑，如何跟这里的主人——神经元(neuron)进行交流呢？虽然它们就位于我们每个人的大脑中，却好似来自遥远的世界，用我们听不懂的语言相互交流。那么，我们能够听懂神经元发出的信号吗？如何跟这些神经元进行交流呢？这似乎是个难题。

科学家们常称自己为探险者，因为他们总在探索世界上的未知。他们也是挑战者，总想解决那些看似不能解决的问题。带着这些身份，他们进入了大脑这片神秘之地，试图解决如何跟神经元对话的难题。这次他们充当了翻译者，把来自神经元的信号翻译成我们能够听得懂的语言。

神经电信号与脑电图

人类通过声音来进行交流，而神经元则是通过一种叫做“动作电位”(action potential)的电信号来进行交流的。神经元的动作电位由多种离子通道电流(ion channel current)构成，而离子通道是神经元细胞膜上的组成成分。成千上万个离子通道开放和关闭，产生了无数微小的通道电流，这些通道电流会在某一时刻集中爆发，进而形成动作电位。每个神经元都会伸出很多根长长的突起，这包括树突（dendrite）接受输入信号，轴突（axon）发出输出信号，不同神经元的轴突与树突之间通过突触（synapse）来建立联系。它们手拉手形成一个复杂的网络来传递动作电位。

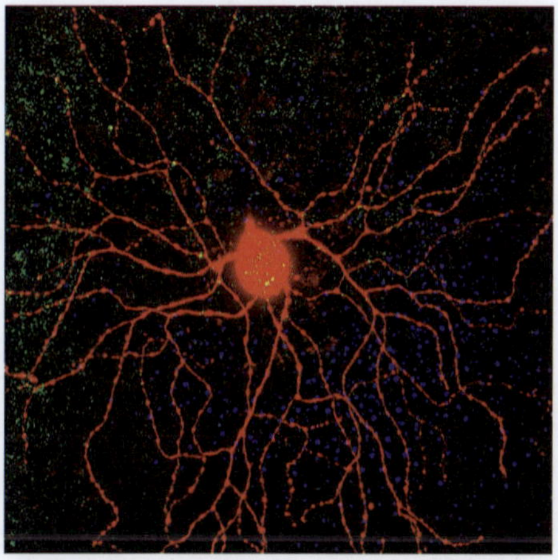
视网膜中的一个神经元，动作电位在轴突和树突之间传递 （王飞 摄）

我们可以用电流计来测试电路中的电流，所以我们也想着用它来读取神经元上的电信号。这种通过记录生物体电信号来研究生物功能的技术，称为电生理（electrophysiology）技术。但是，神经元实在太小了，它们发出呐喊的声音也太微弱了，我们用普通的电流计根本听不到它们的声音。或许，当神经元们来个大合唱的时候，我们可以听到点它们的旋律吧。科学家当然也想到了这点，所以他们制作了合适的电极来记录神经元群体的反应。脑电图（EEG）就是在颅部头皮上安装很多根金属电极，这些电极可以将脑中成千上万个神经元的微弱电信号汇总在一起，呈现给人类。通过脑电图，我们可以粗略知道大脑中神经元们的“呼声”。这可用于诊断脑部疾病，以及判断大脑的活动状态。

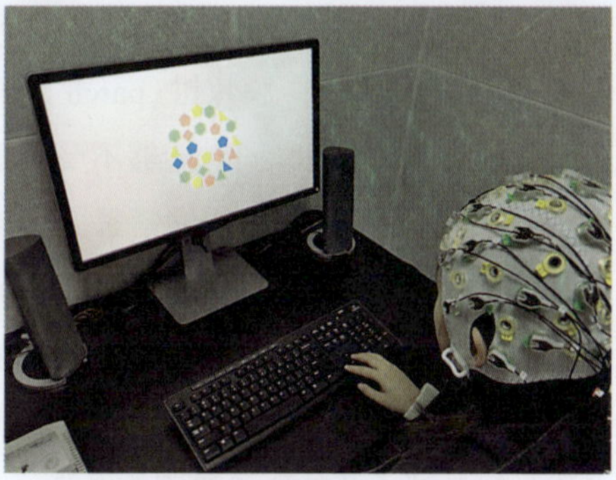
脑电图装置 （王立平 摄）

运用先进技术听到每个神经元“说话”

有了脑电图，还不足以让我们和神经元进行更为深入的交流，因为我们听到的只是神经元们的大合唱，还是没法知道每个神经元在说些什么。

为了将麦克风递到每个神经元的手上，科学家们进行了大量实验。最终，他们通过将一根细长的金属电极插入动物脑中，实现了对神经元“个别交谈”的聆听。这就

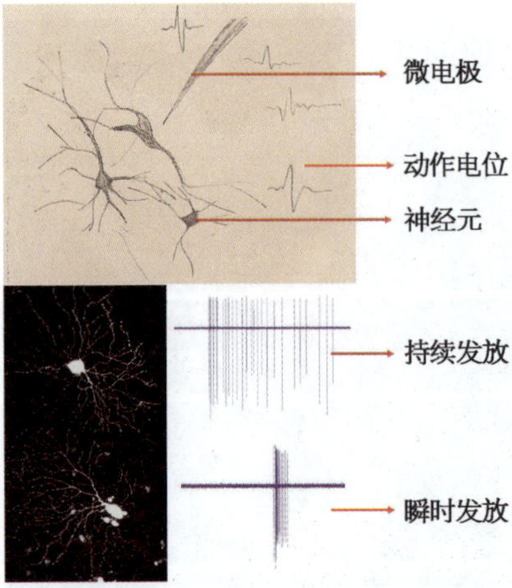

胞外电极记录到神经元发出的动作电位
（王飞 绘制）

是胞外记录（extracellular recording）—— 一种在细胞外记录群体神经元活动的方法。通过这种方法，神经元发放的动作电位就能被电极和与电极相连的放大器记录下来。就如同每个人都会有自己的语调一样，每个神经元也有自己独特的动作电位。通过分析动作电位的不同形状，我们就可以区分不同神经元所发出的不同声音。有些神经元是寡言的智者，它们只在关键的时刻发表自己决定性的意见；而有一些神经元像是滔滔不绝的歌者，它们总是在发放着动作电位，为气氛的烘托贡献着自己的力量。

当然，想要听清楚每个"语音"的发声，必须十分靠近神经元，而且不能受其他神经元"说话"的影响。膜片钳（patch clamp）技术是一种能够记录单个神经元离子通道电流的电生理技术，同时能够不受其他神经元干扰地记录单个神经元的活动。这次，科学家们发明了一种能够紧紧抓住神经元的玻璃微电极（glass microelectrode）。当玻璃微电极靠近神经元的时候，研究人员轻轻地从玻璃微电极中吸一口气，神经元就会被电极的尖端紧紧地吸住，这样我们不仅能够通过电极来记录神经元的"声音"，还能够通过改变电压来控制神经元的"语调"，进而让神经元说出某个"短语"，也就是记录到了某种离子通道的电流。

破解神经密码路漫漫

经过科学家们数百年的不懈努力，我们已经能够初步了解神经元之间沟通的基本方式。现在，科学家们不仅能知道神经元在"说"些什么，甚至能够分析神经元语言中的"单词"和"短语"。为何要对神经元的语言进行如此细致的研究呢？因为只有知道了一种语言的基本构成，我们才能模仿说话，才能更为深入地了解对方意思。不过，当我们面对大脑中上千亿个神经元发出的千奇百怪的声音时，我们还是一脸茫然。

大脑中每一个神经元都是一个小小的精灵，它在神经元的社会中扮演着不同的角色。我们试图通过聆听它们的对话来弄清楚每个神经元的功能，但是它们的语言似乎太深奥难懂了，而我们跟它们对话的方式也太简陋了。迄今为止，我们还是不能够很流利地跟神经元进行对话，询问它们关于大脑的奥秘。

看来，科学家不仅要成为一名翻译者，还要成为一名破解密码的特工。如何将神经元产生的动作电位中所包含的信息读取出来，如何将这些信息和神经元的功能联系起来，成了科学家下一个亟须解决的难题。我们相信，在不久的将来随着技术的发展，我们将可以和神经元进行更加面对面的交谈。

（审稿：王佐仁　李澄宇）

参考文献

Department of Psychology, University of Zurich. 2016. EEG and neurofeedback lab[EB/OL]. http: //www.psychologie.uzh.ch/en/fachrichtungen/plasti/labor.html, 2016–01–26.

Kai L, Qiang J, Xue B, et al. 2016. Tetrameric assembly of K^+ channels requires ER-located chaperone proteins. Molecular Cell, 65(1): 52–65.

Livet J, Weissman T A, Kang H, et al. 2007. Transgenic strategies for combinatorial expression of fluorescent proteins in the nervous system. Nature, 450(7166): 56.

Luo L. 2015. Principles of Neurobiology. CRC Press.

Smith S J. 2007. Circuit reconstruction tools today. Current Opinion in Neurobiology, 17(5): 601–608.

St. Louis Observatory, University of Missouri. 2017. Physiological correlations of the brain activity: performing of localization by electrophysiological methods: electrodes, electroencephalography (EEG) and evoked potentials, microelectrodes—spatial and temporal resolution[EB/OL]. http: //newton.umsl.edu/tsytsarev_files/Lecture02.htm, 2017–04–14.

Tiran–Cappello A. 2012. The role of retinal direction-selective ganglion cells for the transmission of visual signals. Master Biosciences, Département de Biologie, Ecole Normale Supérieure de Lyon, 2012–01–21.

视错觉：窥探大脑奥秘的窗口

| 尹家鹏

每年在佛罗里达召开的视觉科学年会（Visual Science Society，VSS）上，都会评出当年最出色的十大视错觉。许多视觉科学研究者、神经科学爱好者、平面设计艺术家蜂拥而至，热闹非凡。俗话说眼睛是心灵的窗户，人们又常说眼见为实，可是就有那么一类图形，长期流传于网络及报刊，能够瞒天过海地骗过你的眼睛，让你觉得自己似乎变“傻”了。即便你知道了其中的玄机，也无论如何没法说服自己的眼睛，相信它们就是视错觉。

先让我们来欣赏几个惊艳的视错觉。在棋盘格亮度错觉中，A、B两块区域的亮度实际上是相同的，但是将它们放置于不同的图形环境下，人们会依据视觉经验感受到不同的亮度。同样亮度的物体，当呈现在阴影中的时候，我们会感到它更亮一些，而在光照丰富的环境中，我们会感到它更暗一些。如此鲜明的视错觉还有水彩错觉以及Pinna旋转运动错觉。

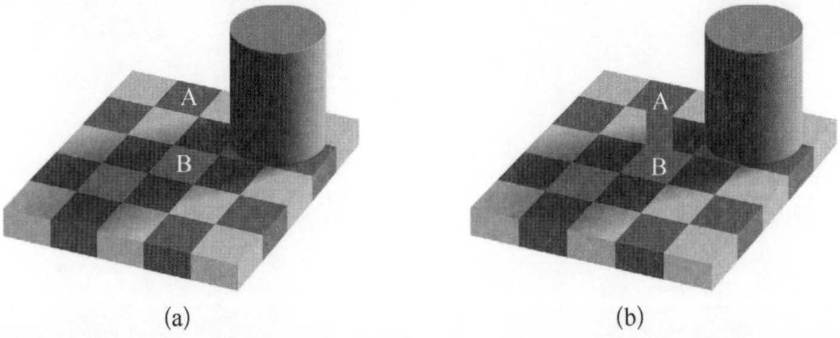

棋盘格亮度错觉 （a）A，B两块区域的颜色看起来有很大的亮度差异；（b）将两块区域连通起来之后，会发现其亮度是一致的。（图片来源：https://commons.wikimedia.org/wiki/File: Grey_square_optical_illusion.svg）

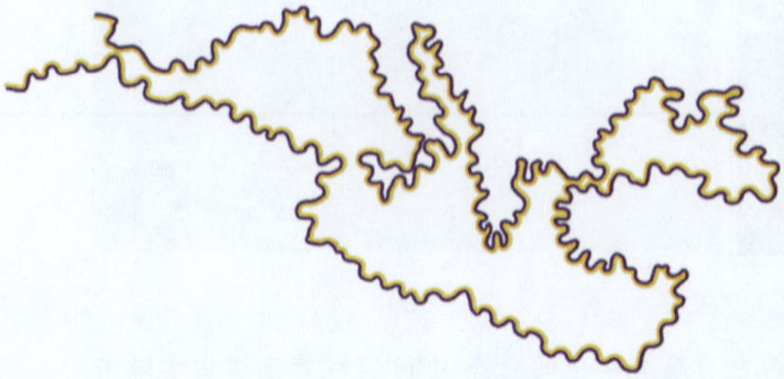

水彩错觉　人们会感觉到被黄色线条包围的部分，颜色要比周围白纸的颜色更黄一些，实际上两者的颜色是相同的。（图片来源：https://en.wikipedia.org/wiki/File: PinnaScholarpediaFig1.png）

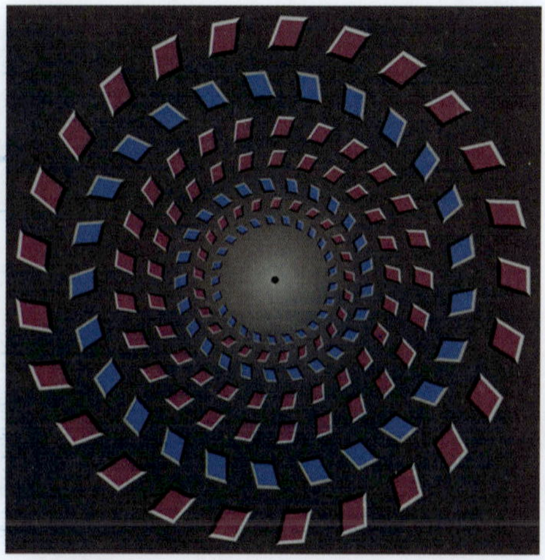

Pinna旋转运动错觉　当注视图片中心黑点，而头部靠近（或远离）屏幕时，会很明显地感到两个圆环分别按逆时针和顺时针（或顺时针和逆时针）方向旋转，但事实上圆环并没有任何物理位移。（王伟研究组 绘制）

是我们的眼睛出问题了吗？

首先简要介绍一下我们的视觉系统，这个系统由暴露在外的眼球以及视神经和视皮层所组成。眼睛是外部图像进入视觉系统的第一个环节，光信号在视网膜上被转换成电信号，通过视神经传入视皮层的神经元海洋之中。眼球是一个全自动聚焦成像的图像采集系统，在性能上超越目前世界上任何一架数码相机。眼球上即使很小的损伤都会引起严重的视力问题，最普遍的就是近视眼和老花眼。还有些疾病存在类似错觉的感受，如有些人的眼睛由于玻璃体浑浊而出现“飞蚊症”，还有些人由于视网膜上缺乏相应的感光色素细胞而出现“色盲”或者“色弱”。这些病理性的异常都会对患者的正常生活产生不良影响。

而上面这些错觉图形，一开始就是视力正常的人们设计出来的。随后由于大家觉得这些图形轻而易举地欺骗了他们的眼睛而广泛地发生兴趣，于是不断传播开来。而眼睛出现损伤或者发育异常，往往导致严重的视觉感知障碍。因此，从统计学意义上讲，我们的眼睛是正常的。让我们更加精确地定义一下视错觉：这是人们的主观感觉与图形的物理参数不匹配的现象。这种现象在绝大多数情况下并不会对当事人的生活造成不良影响。

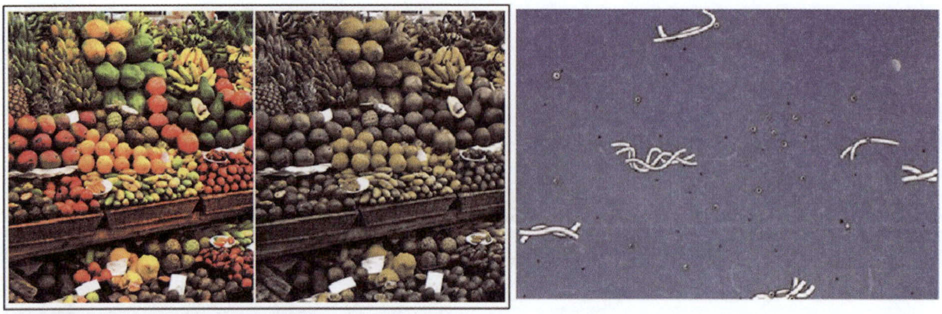

(a) (b)

两种由于眼部病变所导致的视物不真 (a) 右小图为色盲患者眼中的世界；(b) 飞蚊症患者由于眼中出现病变，因而看到的图像中似乎有运动着的悬浮物体。（图片来自网络）

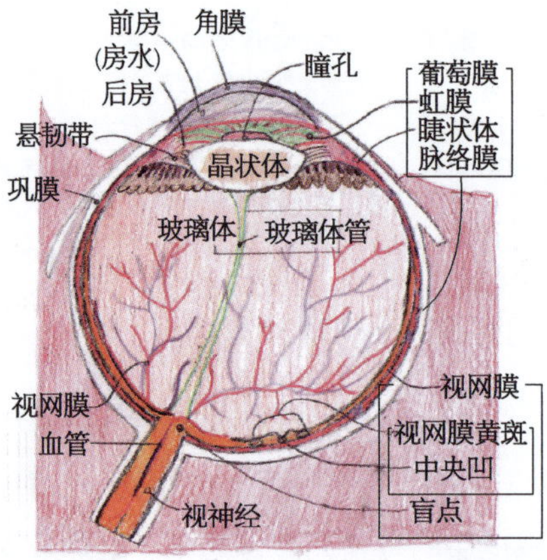

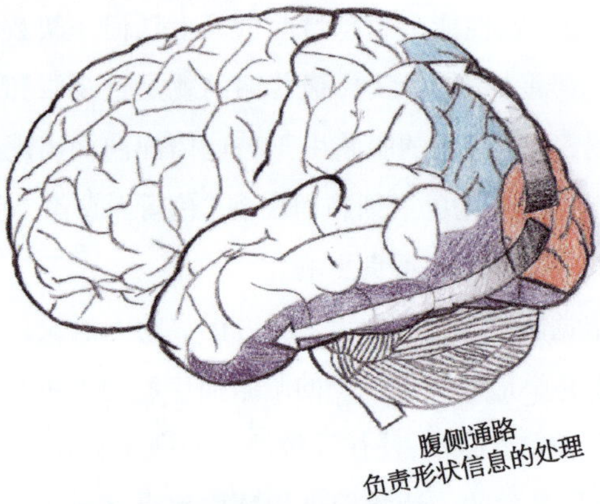

人的视觉系统：眼球和视觉皮层

人的视觉系统 人眼的解剖结构以及视皮层的信息流。（孙新尧 绘制，改自 https://commons.wikimedia.org/wiki/File: Schematic_diagram_of_the_human_eye_zh-hans.svg）

大脑的瑕疵？

既然我们的眼睛是好的，视觉通路也都是好的，那为什么在错觉图形的条件下我们无法真实地感知外部图像呢？难道这是我们的视觉皮层在进化中出现了漏洞吗？关于这个问题，目前还没有一个统一的解释。我们已经知道，外部世界的图像通过眼睛的折光系统投射到视网膜上，这一步骤是十分忠实于光学原理的。但是，当外部图像在视网膜上被转换成电信号并进入大脑之后，皮层对于图像信息进行了进一步的解读。这种解读模式在经过了上亿年的进化之后，必然是以一种最“接地气”、最“懂”这个世界的方式进行的。比如说，由于红绿拮抗神经元的存在，红花衬托在绿叶上面就格外鲜艳，而红橙色的果实在自然界中占大多数。又如，由于我们的大脑存在“填补效应”，一个人的身体被遮挡住了一部分，我们并不认为这个人的身体少了一块。由于大脑中存在专门负责面部识别的脑区，人们对于脸部的识别就更加敏感。自然界中的图像由于受太阳照射、重力、水流、气流等因素的影响，总是以一种特定的形态存在，这也将视觉系统塑造得擅长于处理这类视觉图形。错觉图形都是人们通过精心构思而设计出来的，在自然界中几乎很少存在，而我们的视觉系统作为一种进化的产物，初次遇到这样的图形会用其固有的方式去解释，这样就会出现类似“理解偏差”的现象，其实是我们的大脑对于图像的一种固有信息提取方式在遇到新情况时的体现，也可以理解为大脑的一种因进化不够完美而出现的瑕疵。

视错觉现象是好是坏？

由于视错觉图形在自然条件下极少存在，一般也不会影响人们生活，因此这种现象并没有好坏的属性，它只是视觉系统基本运作方式的本能体现。

视错觉现象有什么用？

视错觉现象的应用，涉及人们生活、艺术、建筑设计的方方面面。如果一个人的身材比较胖，他可以穿竖条纹的衣服来使自己显得更“瘦”一些，一些室内设计师运用错觉效应和空间透视等原理，将室内设计得更加具有空间感。还有一些艺术家使用大量的错觉轮廓图形，来使自己的作品更加具有视觉冲击力。

视错觉现象——窥探大脑运行基本原理的窗口

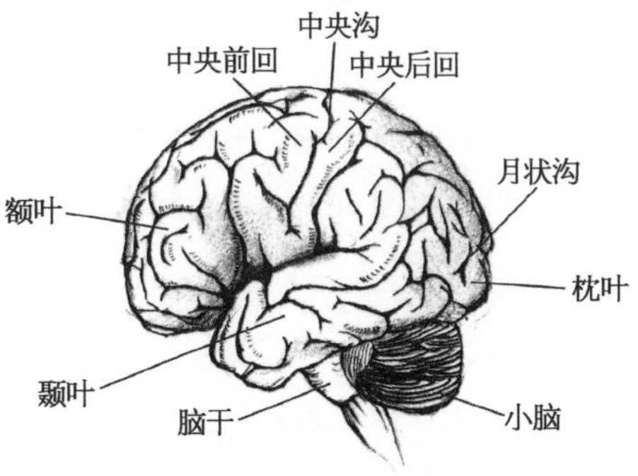

人类大脑的解剖结构图　其中月状沟附近是视觉皮层所在的位置。视觉皮层只有同其他多个脑区协同工作，才能够产生人类的正常视觉意识。(苏瑞鑫 绘制)

我们的大脑，无论是负责躯体运动的脑区、负责听觉的脑区，还是负责视觉信息的脑区，它们的基本构成元件都是极其类似的，即神经元。更加让人不可思议的是，虽然不同脑区所负责的功能差异十分巨大，但是其皮层组织结构与层次，从外观上看高度相似，因此许多人推测整个大脑有一个基本的运行原理。目前的神经科学研究，多数情况下还是把大脑中的神经元当成一个个物理元件来研究，这些物理元件在神经网络中表现出来的各种性质，是目前大家最为关心的问题。目前关于神经网络的信息处理方式，人们推测基本上是按照一种线性或者非线性加和的处理方式来进行的。而各种错觉信息"不按常理出牌"的模式，为研究神经元活动提供了许多新的思路。其中最著名的研究是在猕猴大脑中发现了物理上并不存在的错觉轮廓的神经元调制反应。关于错觉轮廓产生的生理基础，美国范德堡大学的冯德海(von der Heydt)等人曾经作出过解释。他们认为在大脑中存在一些对端点或者角有反应的细胞，这些细胞的反应总和被更高级别的神经元所整合，从而产生了大脑对于这种错觉轮廓空间方位的调制性反应。后来，中国科学院神经科学研究所王伟实验室发现了猕猴的V4脑区也能够"看见"错觉轮廓，由于V4脑区的神经元接收来自V1及V2脑区的输入，其感受野也更大一些，相当于是V1及V2神经元的"上司"。从王伟实验室的研究推测，在大脑中可能存在一个类似前馈-反馈的作用机制来解读错觉轮廓信息。如"两个著名的错觉轮廓"图b所示，来自V1及V2的视觉信息上行传递到V4，V4则对所接收到的信息进行提取增强，并且反馈给V1及V2脑区，从而提升大脑的工作效率。

当然，现在还仅仅是发现了编码错觉轮廓的神经元，这对于人们理解和认识视觉系统的基本原理是远远不够的。目前除了对人开展心理物理实验以及核磁共振扫描研究以外，还进行大量的动物生理学实验，来研究各种错觉现象之更深层次的生理基

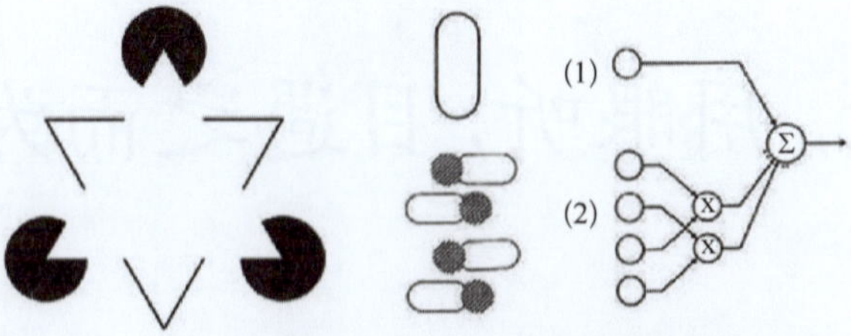

(a) Kanisza 三角形以及可能的神经信息处理机制

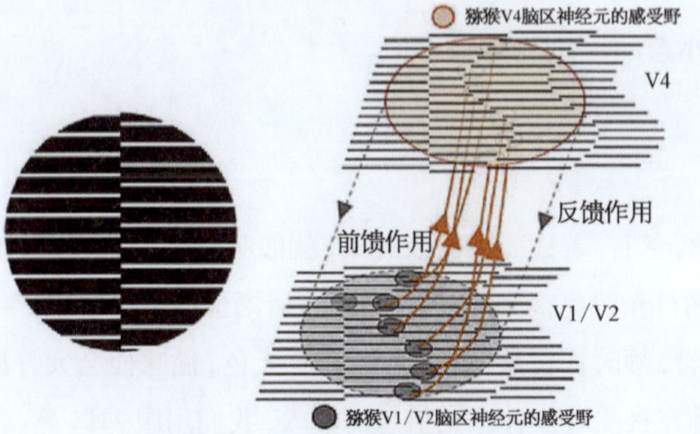

(b) 短线错觉以及可能的神经信息处理机制

两个著名的错觉轮廓 （a）图中能够看到一个比背景亮度更亮的白色三角形；（b）图中能够看到一根竖直的细线轮廓。人们已经发现了灵长类的视觉皮层存在对两种错觉轮廓有反应的编码神经元。（王伟研究组 绘制）

础。从短期目标来讲，是要理解视觉系统的基本原理；而从长远来讲，则是为了掌握整个大脑的基本运行规律。错觉为我们提供了窥探大脑奥秘的窗口。

（审稿：王伟 李澄宇）

用心看，用眼听，目遇之而为声

| 穆 宇 李小泉

在喧闹的酒会上，若你凝视交谈对象，就能听清对方的轻声细语；而即便在宁静的夏夜，如果你目光游离，心不在焉，耳边的话语也会难以察觉。一盘色泽艳丽同时香气扑鼻的菜肴，顿时让食欲大开；但若有香无色，滋味便会大打折扣。清醒的时时刻刻，每个人都在接受着多种感觉信息的输入，我们用眼、耳、鼻、舌等器官分别获取着视、听、嗅、味等信号的输入。这些由单个感觉通道接受和加工感觉信号的形式，被称为单模态感觉处理。然而，我们感知的绝大部分外部事件，会同时具有多个模态的感觉信息。不难想象，为了使得对环境事件的感知更加准确，大脑势必将这些被分解到单模态的信息，以某种方式重新聚拢进行加工，形成相对于单模态信息更加有效的感知。多感觉信息聚拢加工的过程，是大脑的一个基本功能。

多感觉信息加工的课题

虽然是大脑的基本功能，目前国际上对多感觉信息加工的研究多集中在行为学与心理学的层面，对其神经环路机制的研究还鲜有涉足，还没有发现一个相对细致的神经机制来解释任何一种多感觉信息加工的发生过程。两个原因造成了这种研究现状。第一个原因是多感觉信息加工发生的普遍性，它时刻在我们大脑中进行，在行为学、心理学层面只要细致地观察检测，就能发现有趣而且重要的现象。例如1954年发现了“鸡尾酒会效应”，桑拜（W. H. Sumby）和波拉克（I. Pollack）从心理物理学角度估测视觉输入可等价于15～20分贝的听觉输入。又如麦格克（H. McGurk）和麦克唐纳（J. MacDonald）在1976年报道了“麦格克效应”，描述了在看到的发音口形与真实的声音不一致时会产生错觉，会“听”到介乎两者之间的发音。第二个原因则是介导多感觉信息加工的神经环路异常复杂，这直接造成了对多感觉信息加工的研究难以深入到神经机制层面的困境。我们知道，神经系统是与宇宙星系等量齐观的复杂系统。即便在小鼠这样的小型哺乳动物中，介导单个感觉模态的神经环路已经十分复杂。从外周往中枢，科学家也只是在最初的几个节点上相对清楚。如果要涉及多感觉模态的加工，在结构上必然涉及单模态感觉通路的相互汇集，其中的复杂度更是不言而喻。

尽管如此，随着神经科学的发展，有关多感觉信息加工神经机制的研究，得到了越来越多科学工作者的重视，他们逐步对其有了更多的了解。根据已有的研究工作，可以从宏观上将多感觉信息加工分为两个大类：一是多感觉信息整合，即两个感觉通道的神经环路汇集到同一个下游目标节点上，从而将各自的神经电信号贡献到下游节点的神经活动中，形成一种新的合并的感知；另一种多感觉信息加工的模式是跨感觉模态的调节，即一个模态的感觉输入会通过改变第二个感觉模态通路的工作状态，来调节该感觉通路的信号加工。

在有关多感觉信息整合的研究中，从20世纪80年代开始，斯坦（B. E. Stein）和他的同事们在猫的上丘中做了开创性的工作。他们通过细胞外记录发现，在猫的上丘中，有些神经元会同时对多个模态的感觉刺激都产生反应，例如视觉刺激和听觉刺激都能引起同一个神经元的放电。继而，他们以此为研究对象，分析了当动物同时接收多个感觉模态的刺激时，这些上丘神经元如何产生与单个模态刺激不同的反应。接下来，安杰拉基（D. E. Angelaki）实验室以及洛戈塞蒂斯（N. K. Logothetis）实验室在恒河猴上开展了一系列工作，从多感觉整合的角度，分别在视觉通路和听觉通路中显示了这种多感觉整合现象的存在。而对于跨感觉模态调节的研究，探索工作则很少，在笔者等的工作发表之前，最前沿的研究来自施罗德（C. E. Schroeder）实验室，他们同样通过监测灵长类脑皮层中的胞外电活动，发现一个通路的感觉输入虽然不引起其他感觉通路神经元的放电，但可以显著调节这些神经元对特定感觉输入的反应。上述这些最新的研究进展虽然在行为学研究基础上往前推进了一步，但由于所涉及神经环路的复杂性，对下述三个问题依旧没有答案：第一，在结构上，多个模态的感觉信息如何由不同的神经环路汇聚到一起；第二，在机制上，当多个感觉通路的输入汇聚时，要经过怎样的变化才实现神经功能的改变；第三，在动物行为上，这种汇聚形成的神经信号，如何决定或改变动物的行为。

斑马鱼和“C形逃跑”行为范式

在神经科学乃至整个生命科学的发展史上，新的模式生物的应用往往能给一个领域带来克服瓶颈状态的契机，正如果蝇之于神经遗传学领域的开创，线虫之于细胞凋亡原理的发掘。斑马鱼因其所拥有的研究特点，在神经科学的功能性研究中作用日趋重要。首先，斑马鱼拥有相对简单的神经环路。人类大脑中的大部分脑区（尤其那些功能重要且保守的脑区），都能在斑马鱼的大脑中找到相对应的同源脑区。在拥有足够复杂度的同时，斑马鱼幼鱼的大脑神经元总数只有约10万个，相对于人类大脑拥有近1 000亿个神经元而言，其神经环路相对简单了好多个数量级。第二，斑马鱼幼鱼脑部透明，便于在整体动物上进行神经环路的功能和形态研究。第三，遗传背景清楚，基因操作工具在斑马鱼中的应用已日渐丰富。结合这三点优势，我们就拥有了回答前面提出的三个问题的可能性：简化的神经环路结构以及遗传操作带来的可视化（例如对特定感觉通路神经元的荧光标记），会帮助我们找寻多感觉信息汇聚的结构基础；脑部透明和简化的环路，使得我们可以用在体电生理和成像技术详尽展示目标脑区神经元的工作机理；简化的环路使得从感觉输入到运动输出的神经通路环节较少，易于解析由多感觉整合所产生的神经功能改变如何影响动物的行为。

基于这些考虑，我们选用了斑马鱼幼鱼来破解多感觉整合的神经环路机制。首先，我们建立一个稳定表征多感觉整合发生的行为学范式。在斑马鱼以及大部分的硬骨鱼中，都存在一种听觉引起的逃跑行为，被称作“C形逃跑”。由于声音在水里传递速度快，衰减慢，因此相对于其他感觉，听觉对于快速判别环境危险更加重要，而“C形逃跑”便是鱼类远离危险源（往往伴随突发声音刺激）的最快行为反应。斑马鱼在接收到威胁性的声音刺激之后短短20～30毫秒以内，其躯体一侧肌肉会发生大规模的强烈收缩，使得整个躯体尤其头部朝向刺激源的相反方向转动，继而快速逃离。在此过程中，鱼的身体会弯曲为一个“C”形，“C形逃跑”即由此得名。作为一种生死攸关的行为，“C形逃跑”虽然主要由声音刺激引发，但是我们有足够的理由去猜想，其发生会受到动物所处环境中其他感觉信号（例如视觉）的影响。于是，笔者

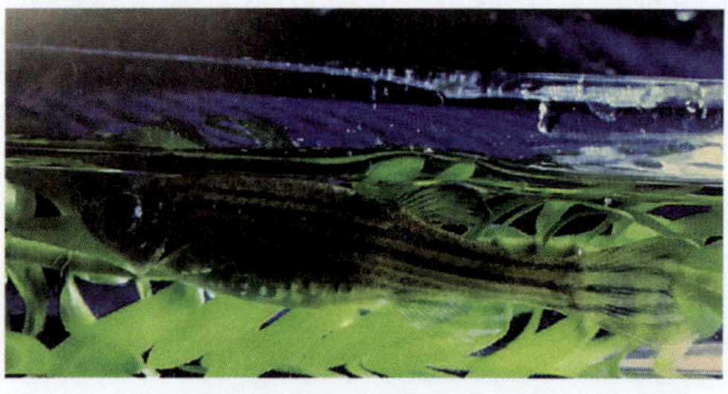

斑马鱼（汪屿璠 摄）

等人通过摸索建立了一套引起跨感觉模态调节的稳定的行为学范式。在这套范式中，闪光视觉刺激本身并不引起任何“C形逃跑”，但是能大幅度提高随后声音刺激引起“C形逃跑”发生的概率。在此基础上，利用活体电生理记录的方法，我们证实了在对执行“C形逃跑”最关键的“命令”神经元上，听觉引起的电兴奋反应有效地被闪光刺激所调节；相应地，闪光刺激本身并不能在该命令神经元上引起明显的电兴奋反应。

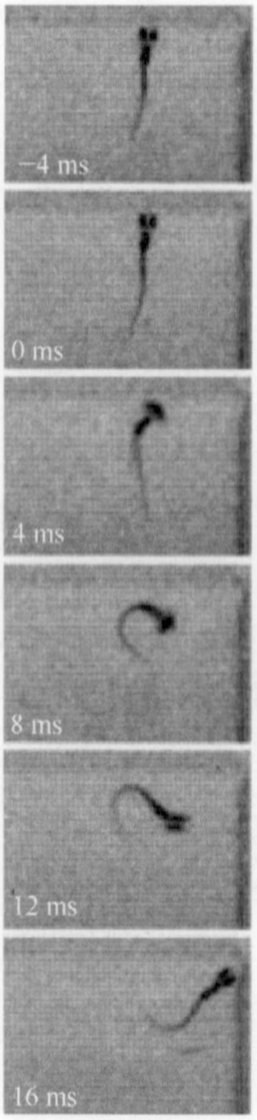

C形逃跑
（李小泉 摄）

追寻多感觉信息加工的神经机制与生态意义

基于在动物行为和神经元活动上观察到的跨感觉模态调节现象，接下来我们着手从突触和神经环路两个层次探究这种调节现象背后的神经机制。首先，运用多种研究手段，包括电生理、药理学、基因操控、荧光追踪等方法，我们发现视觉输入使得命令神经元上的听觉反应增大，是源于两步协同的调控。在命令神经元的上一级即听觉神经元上，与背景噪声相关的自发放电活动被视觉刺激大幅度地抑制，而听觉刺激引起的听觉神经元放电则基本不变，从而导致听觉神经信号的信噪比提高；同时，从听觉神经元到命令神经元的突触传递也被视觉刺激所增强。通过这两步协同调节，神经系统就实现了在不放大噪声的情况下，选择性地使听觉反应增强，从而提高听觉引发逃跑行为的灵敏度与准确度。

那么在神经环路层次上，视觉输入又是如何作用到听觉−运动通路上的呢？其结构基础是什么呢？通过进一步的实验，我们得到了更加有趣的发现。在脑中有多种神经调质系统，它们的细胞体集中，但轴突投射遍布大脑的各个区域，因此能够广泛地调节大脑的功能状态。多巴胺系统便是神经调质系统中的一个主要成员。我们发现，视觉引起的上述两步调节都依赖于多巴胺Ⅰ型受体的激活，而引起这些受体激活的多巴胺则来自下丘脑的一个多巴胺能神经元核团。更进一步，我们证实了这个多巴胺能神经元的核团确实能够被视觉输入所激活，从而起到视觉输入进入听觉运动通路的中继站作用。由于神经调质系统广泛地渗入各种感觉通路，而该系统又可能接收各种感觉模态的输入，因此我们发现的这种“感觉模态A→调制系统→感觉模态B”模式，很有可能是一种普适的神经架构，它广泛介导跨感觉模态的调节。同时，我们发现了先“降噪”再“增效”的两步调节，这作为调质系统的作用机制，可以有效地调节神经环路对于感觉信息反应的准确度与灵敏度。此协同机制是否广泛存在是个有趣的问题，可以在更广泛的神经环路内予以探究。

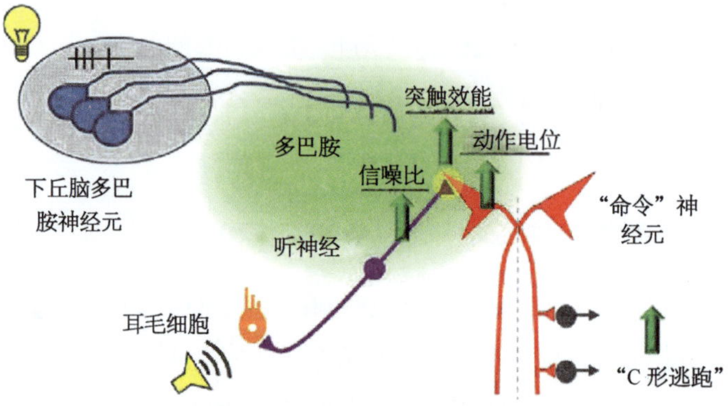

“C形逃跑”的神经环路

这种基于整体动物的研究，赋予了我们在更宏观尺度上进行思考的空间。我们发现的跨模态调节，除了能够增加听觉引起的“C形逃跑”本身，还有什么生态学上的意义呢？结合斑马鱼在自然环境中的生活习性，这种跨模态调节可能具有多方面的生态学意义。比如，斑马鱼常常生活在水草茂密的环境中，这种自然环境除了能提供充足的食物，还可以作为掩蔽所，为其提供躲避敌害的荫庇。一旦有大型的捕食者进入，势必扰动水草而打破原有的静谧。此时快速表征这种入侵信号的就是视觉上光亮的突然变化。当动物觉察到环境光强的变化时，会迅速提高警觉，增强对危险信号感知的灵敏度，从一种休闲觅食的状态，转到一种紧张的备战状态，这是一种很有利于生存的策略。更有意思的是，斑马鱼是一种群居动物，拥有极强的鱼群组织。在鱼群中，当任何一条鱼从光线较暗的内部切换巡游到光线较亮的外部时，首先感知到的就是光强变化。倘若发生这种光强度的提高，鱼儿将会提高警觉，鱼群就会形成一个非常有趣的群体组织：内部放松，只需要追随；外部灵敏，以充当整个鱼群的“耳目”。

感悟：用心看，用眼听，目遇之而为声

从分子到突触到环路，从环路又到行为，再从行为到生态意义，当我们把这整个过程在实验上和思路上加以贯通时，感受到的是沁人心脾的美妙，其间的一个个小故

事更如星辰一般点缀在这条主干的周围。最后，简单地来描述一下这些星辰中的第一颗以飨读者。那是我们探索的起点，其实源于一次偶然的干扰：在尚未开始这个课题的一个下午，当笔者在记录听觉反应时，一位同事在实验台边的进出，导致了实验对象听觉反应的陡然变化。这个变化冲击了我那一时刻的平静，于是反复模拟同事的进出并展开思索，最终确定是视觉的扰动带来了这种听觉反应的变化。从那一刻起，我们扬帆开启了探索这一科学问题的航程。

苏东坡有赋云："耳得之而为声，目遇之而成色，取之无禁，用之不竭。"(《前赤壁赋》)在这一番科研的远航之中，我们对苏子的妙语做了两层意义的引申。第一层是"目遇"亦可以"为声"，即视觉输入可以调节听觉感知；再深一层，"目遇之为声，取之无禁，用之不竭"，则似乎概括了我们发现的历程。"目遇之为声"，从与预想不同的角度去思考，不拘于既有的研究方向，才有了"用之不竭"的思路与探索空间。故以此句与读者共勉：在科研之路上，用心看，用耳听，目遇亦可为声，无拘无束，用之不竭。

在此特别致谢杜久林研究员对研究工作的指导和对本文的修改。

（审稿：杜久林　李澄宇）

参考文献

Angelaki D E, Gu Y, Deangelis G C. 2009. Multisensory integration: psychophysics, neurophysiology and computation. Current Opinion in Neurobiology, 19(4): 452–458.

Berger B, Gaspar P, Verney C. 1991. Dopaminergic innervation of the cerebral cortex: unexpected differences between rodents and primates. Trends in Neurosciences, 14(14): 21–27.

Eaton R C, Lee R K, Foreman M B. 2001. The Mauthner cell and other identified neurons of the brainstem escape network of fish. Progress in Neurobiology, 63(4): 467–485.

Engeszer R E, Patterson L B, Rao A A, et al. 2007. Zebrafish in the wild: a review of natural history and new notes from the field. Zebrafish, 4(1): 21–40.

Ghazanfar A A, Chandrasekaran C F. 2007. Paving the way forward: integrating the senses through phase-resetting of cortical oscillations. Neuron, 53(2): 162–164.

Kayser C, Logothetis N K, Panzeri S. 2010. Visual enhancement of the information representation in auditory cortex. Current Biology, 20(1): 19–24.

Mu Y, Li X Q, Zhang B, et al. 2012. Visual input modulates audiomotor function via hypothalamic dopaminergic neurons through a cooperative mechanism. Neuron, 75(4): 688–699.

Stein B E, Stanford T R. 2008. Multisensory integration: current issues from the perspective of the single neuron. Nature Reviews Neuroscience, 9(4): 255–266.

四肢发达，头脑简单？

| 王　飞

一次又一次，运动员们用他们满身的肌肉和敏捷的身手征服了我们，让我们感受到了人体的极限和运动之美。不过却有人说，运动员们都是些“四肢发达，头脑简单”的人。只要他们训练出一身肌肉，流淌足够的汗水，奥运冠军就成为他们的了。这是皮相之见。其实，奥运会不单单是身体的竞技，更是头脑的比拼。运动员的头脑并不比科学家的差劲，从某些方面说，每位奥运冠军都有一颗“最强大脑”。

俗话说，火车不是推的，泰山不是堆的。咱们既然说了奥运冠军有最强大脑，一定得有理有据。先让我们来看看奥林匹克格言。1913年经顾拜旦（P. de Coubertin）提议，国际奥委会批准，奥林匹克的宪章中写明了“更快、更高、更强”是奥林匹克运动的宗旨。用我们的话来说，那就是三个字——快、准、狠。一个运动员只有达到了这三点，才可能摘得奖牌。而要达到这三点，不仅仅是有一身的肌肉就行，还需要人体神经系统的高度发达才成。今天就让我们了解一下，大脑是如何达到“快”这一目标的。

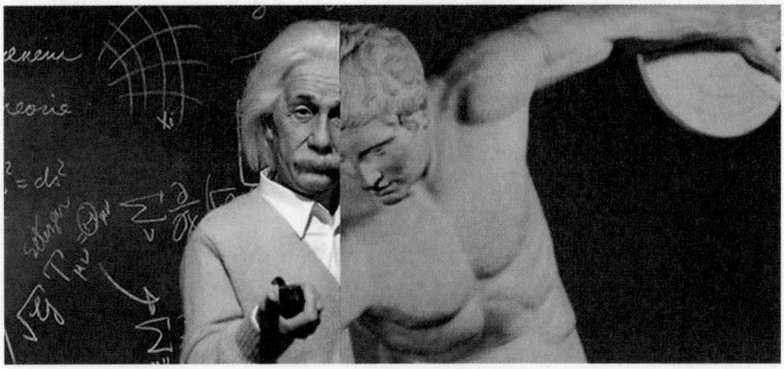

奥运会赛场上的头脑竞技

快速反应之道——多感觉整合

又有人会说了：要快还不简单吗？有一对大长腿，铆足了劲儿跑就是了。其实，对于田径项目的专业选手而言，能够对开始信号作出快速响应才是王道。在专业比赛中，起跑时反应慢了0.1秒就是致命的打击。那么，运动员的大脑是如何快速反应的呢？

在奥运会的田径赛场上，各国运动员各就各位，等待发令枪声。随着一声枪响，一股白烟冒出，紧张激烈的比赛就此开始。我们都知道光速比声速快，所以运动员似乎只要看白烟就行了，可其实不然。

纵观奥运会采用的发令程序，枪响后将同时发生三件事情：

① 起跑线旁的扩音器播放声音，确保运动员听到起跑令；

② 发令枪发出闪光，让运动员看到开始的信号；

③ 发令枪通过后面的线缆向计时装置发送起跑脉冲。

正是因为这样的设计，参赛选手们不仅要对起跑的声音有反应，也要时刻关注发令枪产生的闪光。起跑线旁扩音器播放的声音传递听觉刺激，在同一时间闪光传递视觉刺激，大脑对这两个信号加以整合，迅速作出反应。听觉与视觉刺激在时间和空间上的叠加，造成了1+1>2的效果，这就是运动员大脑反应快的奥秘。

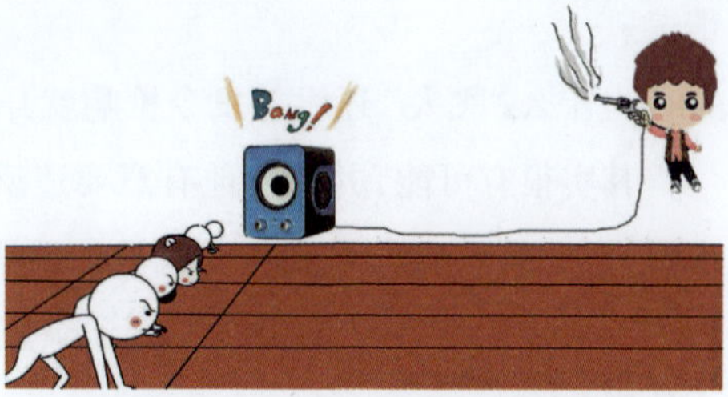

奥运会用的发令枪和起跑线旁的扩音器
（王飞 绘制）

在脑科学中，大脑会整合多种感觉信号的输入，最终得到更为精准和快速的反应，这种效应叫做多感觉整合。研究表明，多感觉整合存在于上丘脑、高级联合皮层等多个脑区。多种感觉通道的相互作用，不只是单感觉功能区到多感觉功能区的前馈联结，其中还存在多感觉功能区对单感觉功能区的反馈联结。运动员就是在日复一日的训练中，使这些脑区的功能得到加强，进而拥有了一颗更为发达的感觉大脑。

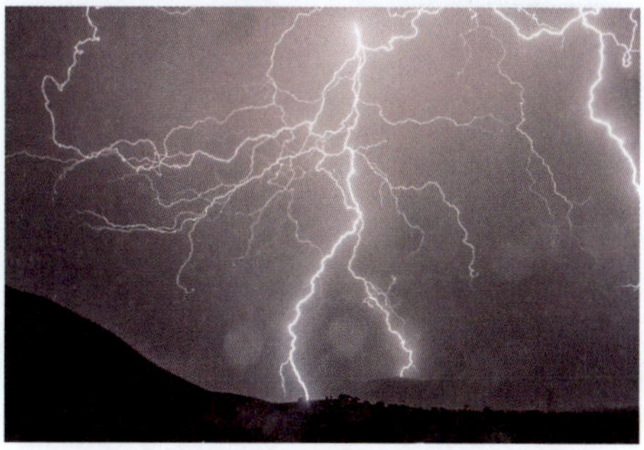

雷声和闪电通过多感觉整合进入人脑

其实多感觉整合在日常生活中也很

常见，比如我们先看见闪电再听到雷声，会觉得雷声很响亮。如果我们闭上眼睛只听雷声，就感觉不到雷声有那么响亮了。

开车时为什么不可以接打手机？因为本来视觉系统和听觉系统在驾驶时很好地合作，以便对道路和车辆情况的变化作出及时的反应；而一旦你接打手机，不仅路况的听觉信号传入会大打折扣，过度的分心甚至还会影响视觉的判断。有研究称，开车接打手机会导致对突发事件的反应延时长达0.5秒，这就是由多感觉输入之间的相互干扰所造成的。

所以，知道大脑多感觉整合的效应，不仅能帮助运动员取得好成绩，对于我们日常生活也有很大帮助。

注意力决定成败

对于奥运选手，除了多感觉整合，良好的注意力也极为重要。

相信很多人会对2011年百米大战中“牙买加飞人”出局的情节记忆犹新吧。但事实就摆在眼前，博尔特因为抢跑犯规，被剥夺了比赛资格。

抢跑是指运动员在发令枪响之前或者从听见枪响到作出起跑反应不满0.1秒的情况。

为什么“飞人”还没等发令枪响就开始起跑了呢？

其实很有可能，并不是他有意要违反规则，而是在那种紧张的情况下，注意力极度提升，外界一点儿风吹草动就被他误认为是开跑的信号。这么个注意力错误就导致了博尔特被罚下场，自此与冠军无缘。

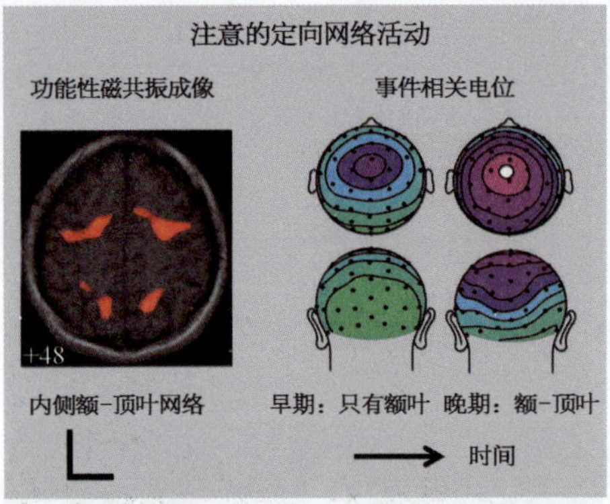

集中注意力时活动的脑区及其随时间变化的情况（王飞 绘制）

所以，除了日常的体能训练外，注意力的训练对于运动员也极为重要。他们需要适应在嘈杂的环境下，尤其在大赛中高度紧张的情况下集中注意力，准确判别开始的信号。射击运动员则更需要在整个参赛过程中时刻保持注意力的集中，所以我们就会看到，里约奥运会女子10米气手枪冠军张梦雪那“冷漠”的表情了。

注意在大脑中是由三个网络构成的——警觉网络、定向网络和执行网络。

有研究表明，注意力的定向网络由大脑内侧额－顶叶的脑区负责。集中注意力时，额叶和顶叶的脑区会兴奋，导致了对视觉输入信号的加强。而运动员要想取得好成绩，其注意的神经网络就要锻炼得很发达。

注意力至关重要，如果心不在焉，在考场上和跑道上都会表现不佳。所以，不要以为运动员们学习起来肯定不如你，虽然他们每天看似都叱咤在运动场上，然而当他们坐下来时，专注力很可能非常高。

俄罗斯教育家乌申斯基曾经指出："注意是我们心灵的唯一门户，意识中的一切必然都要经过它才能进来。"注意力决定我们对感觉输入的取舍，也决定了我们是否要采取行动，因此注意力往往决定了事情的成败。

比专注更牛的技能——预测

要想达到更快的反应，运动大神们还有更进一步的"绝杀秘技"。喜欢看足球比赛的读者也许会知道，这个技巧就是预测。

其实预测是大脑所完成的一件非常复杂的任务。在足球场上，别看守门员不能满场跑，他可是起了关键作用的。尤其在点球大战时，守门员的表现在极大程度上决定了整场比赛的输赢，而一个好的守门员往往在射手开球之前已经预测出球会向哪个方向踢。

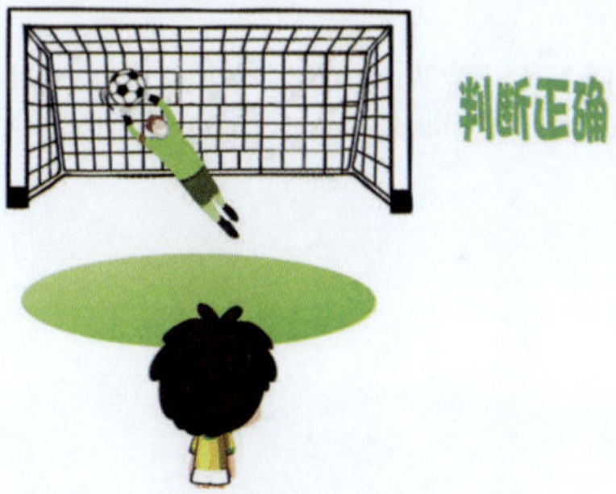

守门员提前预测球踢出的方向
（王飞　绘制）

罚点球时，球与球门的距离很短，而专业射手踢出球的速度又极快，已经大大超出人的反应速度。这时候，守门员不仅需要眼观六路，凝神气定，更重要的是凭借自己的经验对射手的动作进行预测。所以，有经验的守门员往往是通过射手跑动时的动作，提前判断球的走向，而没有经验的或者判断失误的守门员，会向着与球相反的方向扑过去，不是他们反应不及时，而是他们大脑中的预测错了。

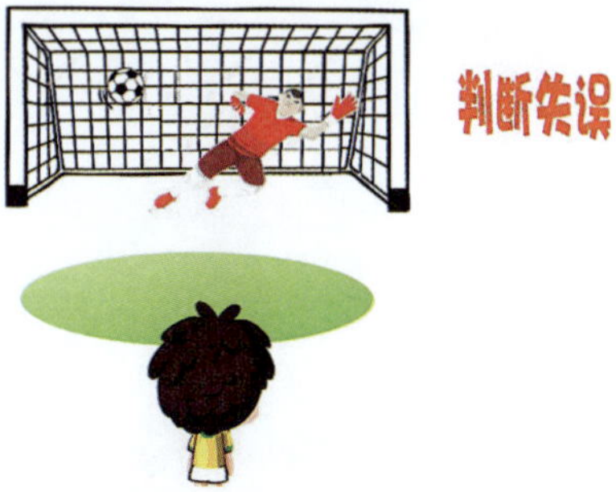

预测失误的守门员扑向与球相反的方向
（王飞　绘制）

在动物界里，预测对于一个物种的生存至关重要。例如蜥蜴要提前知道虫子的飞行轨迹，以便快速伸出舌头吃掉它。这就像奥运会上的飞碟射击项目一样，运动员要朝着飞碟运动的前方射击才有可能命中。

科学家们对大脑如何预测物体运动进行了深入研究。贝叶斯理论就是一种基于前期经验的预测模型。它不仅充分利用先验信息，而且将预测模型与普通回归模型的预测结果进行比较，最后得出更优的结论。例如，飞碟射击运动员会根据飞碟发出时的方向，预测之后的飞行轨迹。当射出的子弹没有打中飞碟时，他就会调整自己的预测期望，得到一个新的预测轨迹。这样，经过数百次甚至上千次的训练之后，在他的大脑里就有一幅清晰的飞碟飞行轨迹图了。

由此看来，运动员确实需要有一颗强大的大脑，才能指挥其身体赢得比赛。在躯体强大的同时，头脑的高效更显得重要。

（审稿：李澄宇）

参考文献

Deban S M, Wake D B, Roth G. 1997. Salamander with a ballistic tongue. Nature, 389(6646): 27–28.

Weaver J. 2007. The neural cascade of attentional control. Plos Biology, 5(1): e27–e28.

控制大脑，能做到吗？

| 唐 骋

精神控制这件事，概念简单却又噱头十足，要是再掺和点关于“意志自由”的大道理，随便放到任何题材的电影里都会一下子让广告档次提升不少。最近的《王牌特工：特工学院》显然也没能免俗。剧中的大反派瓦伦丁老板（演员就是扮演尼克·弗瑞局长的那位）研发了一款能气死移动电信公司的超级手机卡，装了之后电话免费，上网免费，而且还是免费发放——统统不要钱。一时之间，顾客趋之若鹜……但是就像警察叔叔经常告诉我们的：无事献殷勤，非奸即盗嘛。大BOSS（游戏中巨大有力且难缠的敌手）免费送的目的，当然就是要毁灭世界啦。原来这款手机卡里面暗藏玄机，可以发出某种能影响大脑的神秘信号，令使用者产生暴力倾向，然后人类都打来打去，世界也就玩完喽。

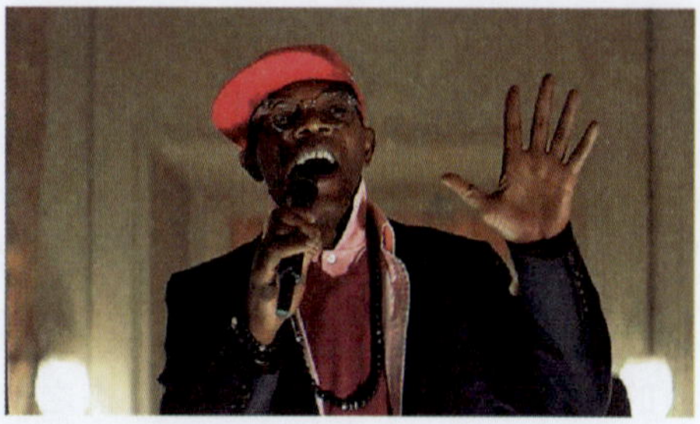

《王牌特工》的瓦伦丁老板（图片来源：http://www.today focus.cn/p/1832.html）

当然，作为一部喜剧片，《王牌特工》的情节并不需要传递多么严谨的科学信息。不过，这样的情节出现得多了，还是让人不禁产生好奇——要是现实中也有走高科技路线的邪恶势力，他们有可能让“控制大脑”的情节变为现实吗？

让人变暴力，能做到吗？

坦率地说，在涉及精神控制的诸多影片中，《王牌特工》算是比较有分寸的了，它只是让人产生暴力倾向而已，并不要求把“脑控”做得有多精确。这就为在邪恶势力手底下干活的“科研民工”们省下了大把的力气。

从理论上讲，只要研究人员找到和暴力有关的脑区，然后针对它进行干预，就可以提高人们的暴力倾向。但是这件事实际做起来并不简单。人脑中与暴力倾向有关的脑区相当多，而且其中大部分和暴力行为也只是有很模糊的相关关系。说到它们具体发挥了啥作用，对不起，目前还不知道。不过既然都要毁灭世界了，有些小节也不必太拘束，不清楚原理也没关系，只要确保对这个脑区下手，让人变得更加暴力就行了嘛。说起来，还真有两个脑区有此功效，它们一个位于前额叶皮层，另一个位于下丘脑。

抑制前额叶皮层或是激活下丘脑，都有可能让人产生暴力倾向。请注意我用的词是“有可能”，因为这两个脑区的功能实在是太复杂了。

前额叶皮层是人的高级思维活动中枢，更重要的是，它是我们大脑中的“安全中枢”。美国心理学家惠伦（P. Whalen）教授认为，我们有一套负责最原始冲动（例如恐惧、暴力攻击、自卫、逃避等行为）的大脑系统，而在这套系统之上进行真实环境评估和理性判断的就是前额叶。只有当前额叶发出“安全”的信号之后，本能性的反应才会被抑制住。自制力是一种建立在前额叶正常工作基础之上的能力。一个有自制力的典范人物，堪比“古之所谓豪杰之士，必有过人之节”，而“人情有所不能忍者，匹夫见辱，拔剑而起，挺身而斗，此不足为勇也”。由此可见，要是这个脑区的功能被抑制了，人就有可能更加冲动，并表现出更多的暴力倾向。但问题是，前额叶受到抑制的后果很多，除了情绪失控，高级思维与执行的能力也会受损。在这种情况下，人们到底会做出怎样的举动，实在很难预测，计划能否顺利进行也就不好说了。

至于下丘脑，则是动物的“本能中枢”。下丘脑、垂体和肾上腺这三个器官构成了我们身体里最重要的一个压力调节轴，负责对外界环境进行应激反应，通过释放不同的压力激素，调节生物最基础的“战或逃”（fight-or-flight）反应。动物实验显示，如果切除了大脑皮层和下丘脑之间的联系，动物会出现“假怒”（sham rage）现象，不但交感神经系统过度兴奋，而且张牙舞爪，就好像在搏斗一样。电刺激下丘脑外侧区可以引发动物的攻击行为，而电刺激下丘脑背侧区则会出现逃避行为。倘若大BOSS的免费SIM卡真的能够精准定位到埋藏在皮层下深处那么微小的下丘脑外侧，激发群体性攻击似乎还是有希望的，但是假如不小心定错了位置，投射到背侧的话，反而会产生一群“逃跑专家”……那画面太“美”，笔者不敢想象。

不过话说回来，如果只是为了在人群中制造混乱的话，倒也还有个更简单的方

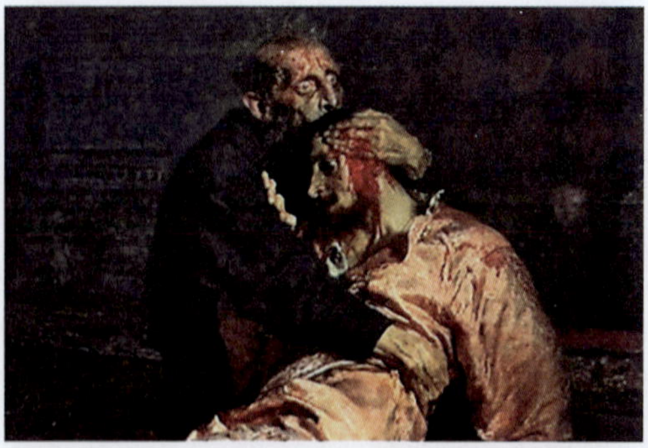

俄国列宾所作《伊凡雷帝杀子》的油画局部

法，比如让人们产生幻觉。现实中，很多精神药品例如可卡因、甲基苯丙胺（冰毒）以及麦角酸二乙酰胺（LSD）等都会导致幻觉、迫害妄想以及冲动之类的精神问题，瘾君子们也常会因此而表现出更多暴力。狂犬病毒、梅毒螺旋体之类的病原体，也可以诱导人类宿主个体产生一系列的精神症状。据说俄国毁誉参半的沙皇伊凡四世（人称伊凡雷帝、恐怖伊凡）就是在神经梅毒症的影响之下，不但处死了自己的多位皇后，甚至还因为一些琐事失手杀死了自己的皇太子。从理论上说，用电刺激的方法也能够让人产生类似的幻觉和错乱举动，不过和生化攻击相比，电刺激方法对邪恶势力来说就没那么划算了。

由此为社会安定得到一条经验：对于那些能够导致幻觉、妄想和冲动的精神药品首先要严加取缔，而对生化攻击也不得不防。

声波、电磁波：远程控制不好搞

好吧，也许邪恶大BOSS就是有钱任性，一定要把自己的计划设计得更具科技范儿。而散布致幻剂太无聊了——“咱就是要发射信号把别人的脑子控制在手！”

那么，我们暂时假设这个大BOSS真的能够突破上面所说的瓶颈。接下来让我们看看，用声波或是电磁波之类的信号，能不能完成这个“邪恶任务”。

说到电磁波，用日常生活中的电磁波自然是没法直接控制大脑的，不过现实中倒是有一种名叫“经颅磁刺激”的神经调节技术，算是有点沾边。这种技术利用了电磁感应的原理，可以在头部靠近特定脑区的地方释放一种短暂的电磁脉冲，从而对相应脑区的功能加以短时间的抑制或兴奋。目前这种技术已经在临床上用于某些严重和难治的抑郁、偏头痛，也被用在疾病诊断和脑科学研究中。

不过，这种技术离邪恶大BOSS的理想还差得太远。它比较缺乏精确控制的能力，对其具体效果也还存在一些争议。最重要的是，经颅磁刺激虽然不用打开脑壳植入电极，却根本不是“隐秘的远程控制”——为了让电磁脉冲穿过颅骨到达特定的脑区，必须把电磁线圈紧贴着头部放置才行，这么明目张胆还需要对方配合的方法，实在不适合隐藏在黑暗中的反派人物使用了。要想顺利地控制全人类，至少也得给每个人戴上一顶摘不掉的“控制头盔”——这可远远要比发放手机卡费事得多了。

那么声波又如何呢？虽然有些声波确实可能对暴力倾向产生一些影响，比如说让人抓狂的噪声。但是，有没有可能借助于一些人耳听不到，却又能直接作用于脑神经的声波刺激呢？还真有人做过这样的尝试，结果也发现，某些频率的超声波确实具有影响大脑神经元的潜力。例如，用超声脉冲刺激麻醉小鼠的运动皮层，可以使它们产生相应的神经电活动和肢体运动（不过很可惜，控制的精度还远不足以把小鼠变成遥控的“机器鼠”）。不过，这方面的研究还比较初步，超声波影响大脑的具体机制如何，以及它是否能让人产生行为层面的改变，还都是未知数。和相对成熟的技术相比，选择这条路要花费更多的时间与研究经费。而且跟经颅磁刺激一样，这依然是一种必须近距离实施的手段。由此看来，想要控制人脑的阴谋家们注定是没法省事了。

那么，植入装置又如何呢？既然远程遥控不好搞，那直接在人体内植入芯片和电极怎么样？好吧，姑且不去吐槽工作量和成本效益的问题，我们来看看现实中的技术都能做些什么。

在《王牌特工》当中也出现了植入的电子设备。不过在电影里，这东西起到的是对抗“脑控”的保护作用。那么能不能反过来，让它担当起控制大脑的工作呢？如果这些皮下植入的电子装置可以接收来自反派大BOSS的指令信号，同时又可以伸出电极来刺激大脑，那不就行了吗？别说，现在还真有类似的这样技术。

有一种叫做“深部脑刺激”（DBS）的技术，现在已经被批准用于帕金森病等疾病的治疗。原理是将一些电极直接植入大脑中，并且刺激相关脑区的神经元，从而缓解帕金森病患者的症状。

那么这种技术能不能直接移植过来，模拟“暴力神经元”的电信号，甚至控制人们的思想和行为呢？可能不靠谱，因为人们只会在发生了帕金森病这类疾病之后，才在一些特定的脑区植入DBS电极，刺激这些脑区虽然有时会引起精神类的副作用，但多数主要还是缓解震颤、运动迟缓等症状表现，离控制思想与行为还远得很。例如同样是神经退行性疾病，深部脑刺激对阿尔茨海默病就无能为力了。

光遗传学：终极精确的控制大法

尽管遇到这么多困难，也许大BOSS还是不肯善罢甘休，也许丧心病狂的他非得开发一种可以精确识别神经元，并且在纳米尺度上控制神经元活动的黑科技不可！

那么，笔者只好把脑洞再开大一点（思路再拓宽一点）。

如果一定要非常精确地激活某一个神经元，那么现有的办法只有一种，那就是借助光遗传技术（optogenetics）。这种技术将一些光敏感蛋白表达在神经元的表面，因而当神经元受到光照的时候就会被激活。如果再将光敏感蛋白与特定的生物标记物偶联起来，就可以在特定的神经元上表达光敏感蛋白，由此实现精确的操控。

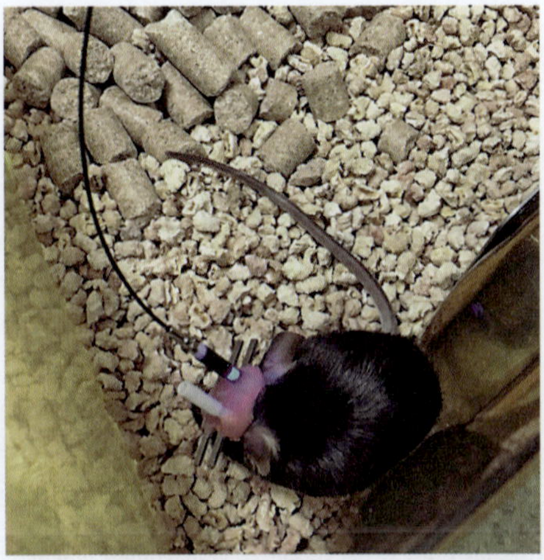

如果你看到有这种好像被点了天灯一样的老鼠，那基本上就是在做光遗传实验 （葛超凡 摄）

这个主意听上去相当诱人，让植入设备发出点光信号也应该不是什么难事。不过，采用光遗传技术有一个很大的美中不足，那就是它一般需要配合特定的转基因动物或者通过表达病毒才能使用。也就是说，要么在生物体还是受精卵或者胚胎的时候就得把准备工作做好，要么必须让大量的病毒侵染脑组织。即使真能给人人都埋置芯片，但要搞“全民基因大改造”也太不现实了吧！那么这个缺点能不能克服呢？笔者只能说，还有一个勉强算是可能的突破点，那就是病毒示踪技术。

这是啥子黑科技？我们知道有一些病毒，比如说之前提到过的狂犬病毒还有疱疹病毒什么的，它们比较不走寻常路，好端端的血管不走，非要在神经纤维里面走。这种特性就被科学家拿来利用了。他们对这些病毒进行了各种基因改造，让病毒可以按照科学家的心意，在神经元当中游走。同时也可以让这些病毒在经过的神经元中留下一些信息，比如说给神经元染个色、发个荧光什么的。如果把这些病毒利用起来，或许也可以在它们经过的神经元中留下那些光敏感蛋白，为之后的光遗传操作提供便利。不过，这种技术还有很多局限性，要想达到真正精确的控制，还是极为困难的。

总之，如果邪恶集团的研究团队能够靠一己之力完成人类脑图谱计划，并且将分辨率提高到单个突触级别，之后又可以设计出极为精巧的病毒，可以准确无误地抵达目标神经元并且按计划发挥功能，同时还可以神不知鬼不觉地给每个人植入电子装置，之后再大规模广播激活装置的指令信号……那么，呃，也许通过控制大脑征服世界的终极计划就能实现了吧……

但是依笔者想来，运用神经科学的手段还是应当“诸恶莫作，众善奉行”，而到目前为止，各种所谓“脑控”或者“精神控制”手段，还远远没有进入堪称实用的阶段。

（审稿：李澄宇）

参考文献

NIMH. 2016. Brain stimulation therapies[EB/OL]. http: //www.nimh.nih.gov/health/topics/brain-stimulation-therapies/brain-stimulation-therapies.shtml, 2016-06-01.

Rossini P M, Rossi S. 2007. Transcranial magnetic stimulation diagnostic, therapeutic, and research potential. Neurology, 68(7): 484–488.

Tufail Y, Matyushov A, Baldwin N, et al. 2010. Transcranial pulsed ultrasound stimulates intact brain circuits. Neuron, 66(5): 681–694.

Xu X. 2013. Modular genetic control of innate behaviors. Bioessays, 35(5): 421–424.

贝尔，康纳斯，王建军，等. 2004. 神经科学：探索脑. 高等教育出版社.

心理与大脑

| 吴定诚

我们对人类的心理自然都很熟悉。不过，我们很少会去思考心理现象的本质是什么。因为心理现象实在太复杂，复杂到让每个想要深究的人都瞠目结舌的程度，所以多数人也就知难而退了。心理现象包括感觉、记忆、思维、情感、性格……，而单单感觉就有视觉、嗅觉、听觉、触觉等。其各自的表现形式完全不同，得以实现的机理恐怕也大相径庭。正要开始探索心理现象本质的你，是否也望而却步了呢？

不管你是不是在求真之路上望而却步，你每天还是得亲历感觉、记忆、思维、情感……甚至意识和梦等心理现象。

打破砂锅问到底的心理本质问题

什么！你说你昨晚没做梦？其实，你一定做了梦，只是你不记得了。如果在你昨晚快速眼动的时候把你唤醒，你就知道自己做的是什么美梦了。事实上你真的天天都在做梦。那么，梦到底是什么呢？

有人声称自己经历过死亡，在死亡边缘看到了无法解释的强光，看到了上帝，体会到了自己的灵魂出窍。如此经历，不过是我们每天经历的另外一类心理现象——“想象”的某种特殊表现形式。那想象到底是什么呢？

关于各种心理现象到底是什么或者说到底怎么实现的，我们所不知道的实在太多了。求知欲旺盛的人类，从来也没有放弃过对这些问题的探索。

到目前为止，关于心理现象人们给出的答案大概可以分为两类。第一类答案认为，心理是超然的，独立于肉体的存在。肉体死亡之后，心理会以灵魂的形式继续存活，甚至能附着到其他肉体中。在各种文化里，升天堂、下地狱也好，轮回、重生也罢，都是在论证心理具有这种超然的本质。第二类答案认为，心理和生理是共生的，但是心理必须以生理为基础。这类答案并不强调灵魂的存在与否，但是可以想象，心理必然随着生理的死亡而消失。后一类答案被统称为还原论，在还原论里面心理现象褪去了所有的神秘面纱，变得可以捉摸，可以实证，可以研究。虽然这残酷地否定了轮回与来生的可能性，但是仍然越来越被具有科学思想的现代人所接受。

到底什么样的生理基础才能够使如此繁复神奇的心理现象得以实现呢？毫无疑问，那就是脑。脑的结构异常复杂，可以分为很多个区域。每个区域的结构差异很大，所负责的功能也千差万别，然而不同的脑区之间又相互联系着。如此看来，我们必须弄清楚每个脑区的结构细节以及不同脑区间的联系细节，才能知道脑是如何工作，来实现各种心理功能的吗？答案是不一定。

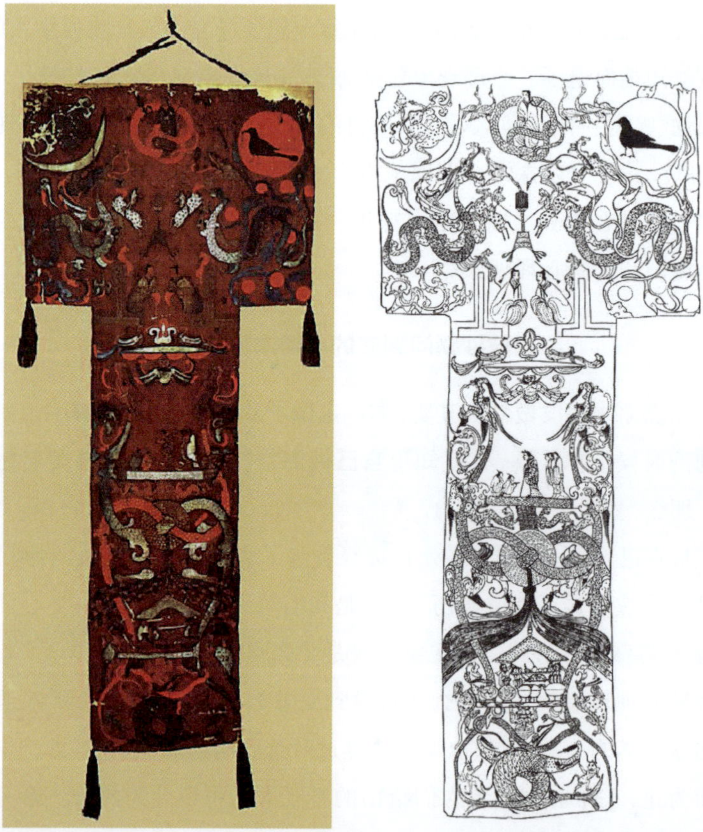

马王堆帛画　马王堆帛画是从我国汉朝一座贵族妇女坟墓中出土的彩绘文物，其中表现了我国古人关于死后升天的生动想象。左为文物原件，右为文物的线条图。

《人工智能的未来》一书作者霍金斯(J. Hawkins)说,绝大多数神经科学家专注于神经系统的子系统,专注于获得更多的数据以便更清晰地描述这些子系统,而很少有科学家考虑过能够统一大脑工作机制的理论。这句话一针见血地指出了现代神经科学研究的问题,同时也指出了所有基于还原论的科学领域必须面对的挑战。科学家选择细致地研究各个子系统,显然也是不得已而为之。笔者相信所有的神经科学家都想从各个子系统繁复的细节中提取共同的关键信息,从而总结出大脑的工作原理。但是即使总结出了大脑的工作原理,也很难加以证伪检验,这个研究方向几乎是一条死胡同,所以才很少有科学家涉足。

连接组研究——解释人类心理的有益尝试

近年来,连接组(connectome)领域的研究是试图阐明大脑大范围工作原理之有益尝试。该研究希望从结构的角度,阐明脑中上千亿的神经细胞复杂相互联系的规律。可以说,连接组承载了我们的记忆、思维等心理活动,因此金大胜(S. Seung)甚至声称:“我是我的连接组。”只要能够复制一个一模一样的连接组,那就相当于复制了一个有同样记忆、思想和情感的人。两个拥有完全相同基因组(genome)的人仍然是两个人,因为后天的经历会大相径庭,从而造成连接组上的差异;但是从理论上讲,两个拥有完全相同连接组的人不是两个人,而是同一个人。

然而,连接组毕竟只是对大脑结构在细胞层面的更细致描述,通过复制结构真的就能复制我们的心理吗?答案有可能是肯定的。

连接组并不表征心理,表征心理的是连接组的活动模式,当然这些活动模式会受连接组影响。金大胜指出,连接组就像河床,而河水就是其活动。河床影响河水的流量和流速,河水也反过来影响河床的大小和深度。

那连接组的活动模式是什么呢?

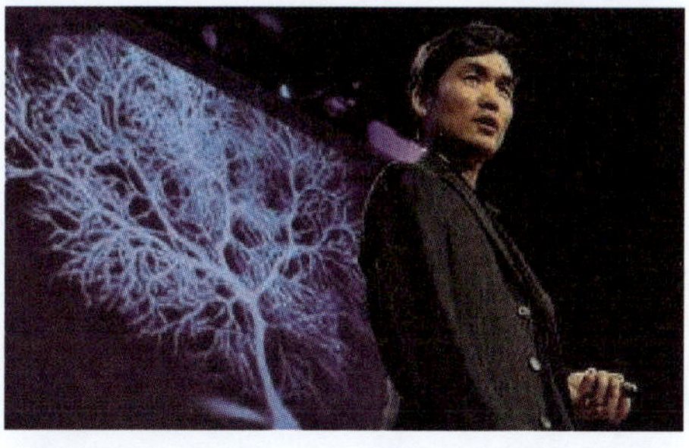

金大胜 (图片来源:http://www.psychspace.com/psych/category-910)

组成神经系统的关键成分是神经元,其最主要特征就是能够传递信号。神经元通过突触相互连接,用以在细胞之间传递信号,从而实现脑区间的联系。而所有神经元传递的信号是相当一致的,为持续约1毫秒的电脉冲,被称为动作电位。动作电位被认为是编码所有心理活动的基本单位。连接组的活动模式就是连接组内神经元群（可能是整个连接组的一小部分）的动作电位之组合。

为了方便理解，我们可以把神经元群的动作电位组合与心理的关系加以简化。假设你第一次看见一个圆点，连接组由两个相邻但独立的神经元各发放一次动作电位，用于表征该圆点。以后这两个神经元每次出现同样的活动模式，就意味着你似乎又看到了该圆点。这种活动模式的出现有两种触发方式：第一种方式是由同样的圆点再次出现直接触发，第二种方式是由跟这两个神经元相联系的其他神经元的信号传输来间接触发。第一种方式有利于记忆情景的再现，第二种方式可以是回忆，可以是联想，可以是想象，甚至可以是做梦，都有利于记忆。就像河流对河床的重塑一样，这两个相邻但独立的神经元多次共同发放动作电位，会造成两者间突触的形成，从而为整个连接组形成新的连接，该连接的形成反过来又增加表征圆点的活动模式出现的概率。这个连接组的重塑过程，不仅仅涉及工作记忆和短时记忆，而且已经可能形成长时记忆了。

如上所述，连接组中新连接的形成增加了某种活动模式出现的概率，而人的记忆、联想、思考等心理过程，都是在连接组中出现的、概率各异的各种活动模式，连接组本身的结构特征决定了这种活动模式出现的概率。因此，复制连接组也就复制了一个人的记忆等心理，而心理的生理基础就是连接组——你就是你的连接组。

也许你还不相信这么简单的理论就能够解释如此复杂的人类心理，但你可以试着用这个理论解释除本文涉及的记忆、联想等以外的其他心理现象。

当然，这也是一个难以证伪的理论。我想，未来建立在该理论基础之上的强人工智能的出现，也许可以间接证实该理论的正确性。

进一步的思索

读了这篇文章你还相信有来生吗？如果答案是否定的，那真是对不起了。科学有的时候就是这样残忍，要不然历史上怎么会有那么多的教会与科学家之间的冲突，而布鲁诺怎么会被烧死呢？

残忍归残忍，当知道你可以被复制时，你是不是应该高兴高兴呢？

（审稿：王佐仁　李澄宇）

悟空显身手，对镜贴花黄

| 龚 能

早晨起来，我们会对着镜子梳妆打扮，让自己美美地开始新的一天。逛街时我们会对着镜子试穿各式各样的新衣服，乐在其中。可以说，镜子已经融入了我们的日常生活，以至于照镜子早就成了一件我们习以为常的事情。可是，就如同恐怖电影里常有的桥段，假如突然哪天在镜子里看到的不是自己，那人一定会惊悚得倒吸一口凉气儿。细思极恐之后，对一件以前觉得理所当然的事，现在却要开始"怀疑人生"了：为什么我们会知道镜子里面的就是自己呢？这问题可不简单，因为在它背后潜存着我们人类大脑最重要的高级认知功能之一——自我意识。

自我意识及其测试问题

意识是人类大脑最高级、最神秘的功能，也是科学家研究大脑的终极目标。顾名思义，自我意识就是对于自我的认知，就是将自己与环境中别的事物及个体区分开的认知。对于人类而言，自我意识可包括多个层面。首先，我们有对于自己身体的认知，明白自己身体各部分的状态以及所处的位置等；其次，我们有对于自己心理状态的认知，明白自己的情绪、性格、能力等；还有就是对于自己在社会中所处的位置的认知，明白自己与他人的关系等。自我意识也是人类其他很多高级认知能力的基础。只有认知了自我和非我，才会有语言交流，才有"你""我""他"；只有认知了自己和他人，才会有所谓的"羡慕、嫉妒、恨"等情绪。因为人类有语言，所以想判断一个人是否具备自我意识，看起来并不是什么难事儿，我们可以通过直接发问来判断。那么问题来了：人类新生的宝宝有没有自我意识？婴儿不会说话，我们怎样来判断婴儿的自我意识呢？这时该让镜子发挥作用了。科学家们想出了一个办法，当宝宝入睡的时候，在宝宝的脸上涂上无毒无味的颜料，醒来后的宝宝如果对着镜子用手去抓脸上的颜料并试图擦掉，我们就认为宝宝具备了“镜像自我识别”的能力，此能力可以用来反映自我意识。以上测试方法就叫做镜前的“标记测试”。通过这种测试，科学家们发现人类的自我意识并非与生俱来，婴儿一般要到两岁才能通过“标记测试”，这就是为什么我们经常会看见小宝宝和镜子玩得挺高兴，他很有可能是把镜子里面的宝宝当成自己的小伙伴，和他一起玩耍了。这样看来，我们的大脑需要发育到一定程度，才会具备自我意识。

说过了发育，那么进化呢？在物种的进化过程中，自我意识又是怎样的呢？我们家里养的小猫、小狗、小鸡、小鸭会照镜子吗？常常有这样一种说法：黑猩猩具备相当于5岁小孩的智力。笼统地比较智力的说法显然不太严谨，但是人们不禁会想：黑猩猩具备自我意识吗？实际上，科学家们早就研究了这个问题，“标记测试”就是检验动物是否具备自我意识的好方法。黑猩猩、红毛猩猩、倭黑猩猩等少数几种类人猿中的部分个体可以通过测试，并表现出自发的照镜子行为。既然有了“标记测试”这么好的办法，那么“是骡子是马都拉出来遛遛”吧。科学家们测试了很多的其他动物，其中还真不乏有通过测试的，比如公认很聪明的海豚、大象还有喜鹊。可是，“标记测试”用在这几种动物上有点问题，因为它们都没有可以抓脸的手，只能各出奇招——大象的鼻子、海豚的鳍、喜鹊的嘴。于是，这种略带点想象空间的“标记测试”结果还到底适不适用，就成为问题了。另外，因为观察的个体太少，实验结果也缺乏可重复性。这几种动物到底有没有自我意识的问题，我们姑且放在一边，因为科学家最关心的还是猴子会不会照镜子。原因不言自明，猴子和我们人类都是灵长类，跟这几种动物比，进化上更接近，大脑的结构也差不多。科学家们使出浑身解数研究了几十年，找了好几种猴子，给猴子看各种大小形状的镜子，甚至一出生就给猴子看镜子，可惜在之前的研究中，没有猴子通过标记测试，因此大家一般公认，只有人类和少数的类人猿才具备自我意识。

这个时候问题又来了，从进化的角度看，我们人类的所有生物学特征应该都在进化上有迹可循，可以追根溯源。如果以照镜子的标准来评判自我意识，那么在从猴子到类人猿的这一步进化过程中，自我意识从何而来呢？那是从无到有凭空出现的吗？也许猴子有自我意识，只不过采用镜前“标记测试”这个方法有问题，不能够体现猴子的自我意识呢？这里还有另外一条线索，猴子虽然通不过“标记测试”，不会照镜子，可是猴子会用镜子。打个比方，如果你在猴子的侧后方放一根香蕉，猴子可以通过看镜子里面反射的影像来获取身后的香蕉；如果猴子从镜子里面看到后面有别的猴子或者人过来，它会转身去找过来的猴或人。其实不只是猴子，还有别的一些动物比如鸟类，也会利用镜子作为工具来寻找身后或者别处直接看不到的物体。也就是说，猴子知道镜子里面空间和自己所处空间的对应关系，可它唯独不知道镜子里面的是自己。也许利用镜子当工具找东西和自己照镜子是两个不同层面上的大脑功能？这听起来有点奇怪，但是有一点，科学家们意识到猴子也许是研究自我意识之进化起源和大脑机制的一个关键切入点。

猴子的自我意识测试

中国科学院神经科学研究所的团队想出了一个妙招。他们让猴子坐在猴椅上，面对镜子接受训练，训练中利用高功率的激光笔照射猴子的脸部。激光会在猴子脸上照出一个光点，并且伴随有轻微的刺激性热感，从而引导猴子去抓脸上的光点。因而，猴子可以在镜子面前看见自己在用手抓脸上的光点。经过2～5周的训练，猴子就学会了把镜中光点和自己脸上的光点关联起来。当换用低功率不产生感觉的激光照射猴子的脸部时，猴子在镜子面前仍然可以准确地触摸脸上的光点。经过训练的猴子可以成功通过镜前“标记测试”。在该实验中，7只经过训练的猴子中，有5只表现出了典型的照镜子行为，即能识别镜中的自我。例如在镜子面前用手触摸脸上的颜料标记之后，会看一看、闻一闻、舔一舔手指，就好像在想“我的脸上有什么东西”。它们还会进一步自发地利用镜子，观察自己身体上平时看不到的部位。这个研究是科学家第一次证明猴子可以通过镜前“标记测试”，看来猴子的大脑中已经具备了识

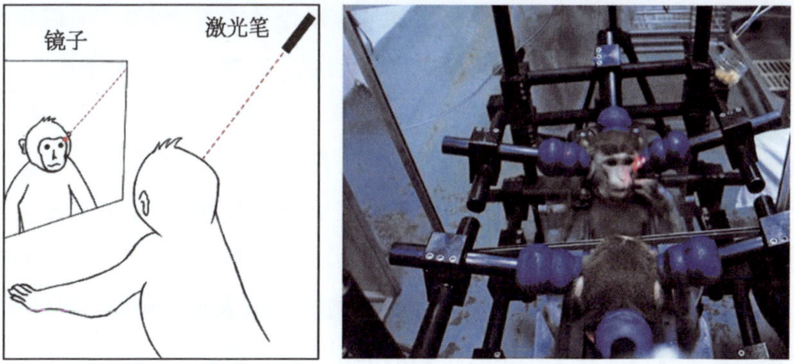

利用高功率激光笔将红光点照射到猴子脸上，产生热感诱导猴子在镜子前触摸脸上的光点

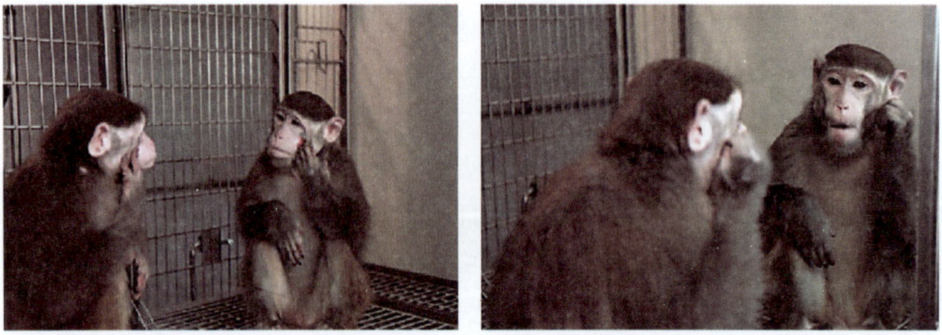

经过训练的猴子通过了镜前的“标记测试”（左图），并在镜子前表现出自发的照镜子行为（右图）

别镜中自我的基本“硬件”，只是需要恰当的训练来获取必需的“软件”，从而实现自我识别。在这个研究中，实验人员让一只猴子从无到有地表现出自我意识，那么科学家们就可以采用核磁共振等实验手段，实时监测猴子大脑的活动，看看自我意识的出现在大脑活动上是如何体现的。换句话说，可以在猴子身上研究自我意识的大脑机制。

这一研究成果却引发了进一步的争议。认可的人认为，这一发现填补了大脑高级功能进化上的一个空缺，并且我们可以用猴子来研究自我意识产生的神经机制。反对者则认为，人类的自我意识是自发产生的，而经过训练的自我意识不过是一种简单的条件化反应，通过测试的行为是人为诱导的，不代表真正的自我认知。实际上，这样的争论已经不是第一次了。20世纪80年代，有科学家通过训练让鸽子通过了镜前“标记测试”，提出鸽子也具备自我意识，并且自我意识就是学习的一种产物。关于这一项鸽子研究的争论一直持续至今。实验的争议只能通过实验来解决。中科院神经科学研究所的团队重新设计了实验方案，他们将恒河猴“学习使用镜子作为工具”和“使用镜子来看自己”这两个部分区分开来。这次，他们不再将激光点投射到恒河猴的脸部进行训练，而是将激光小红点打在恒河猴身边的硬纸板上，让它只能通过镜子看到光点，然后根据镜子里的影像来追踪并抓到纸板上的红点。当被训练的三只恒河猴都能很精准地利用镜子影像触摸到纸板上的光点之后，实验人员将光点移到了猴子的脸上，发现三只猴子都能很准确地触摸脸上的光点，进而自发地通过了镜前“标记测试”，并表现出典型的照镜子行为，即利用镜子检查自己身体上本来看不到的部位。这一次，他们再次证明了恒河猴确实具备镜像自我识别的能力，并且这种能力是仅仅受过训练利用镜子作为工具

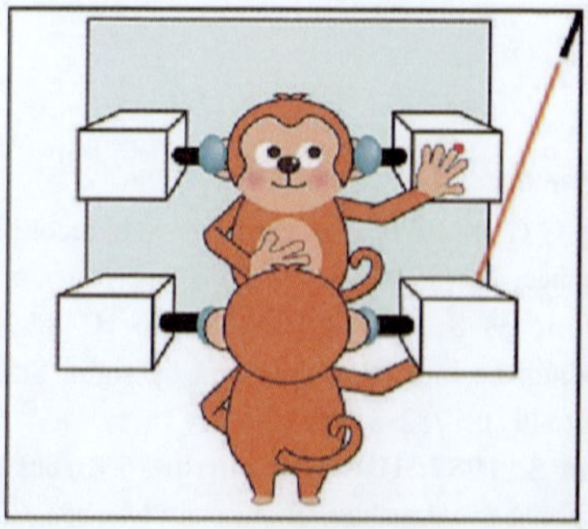

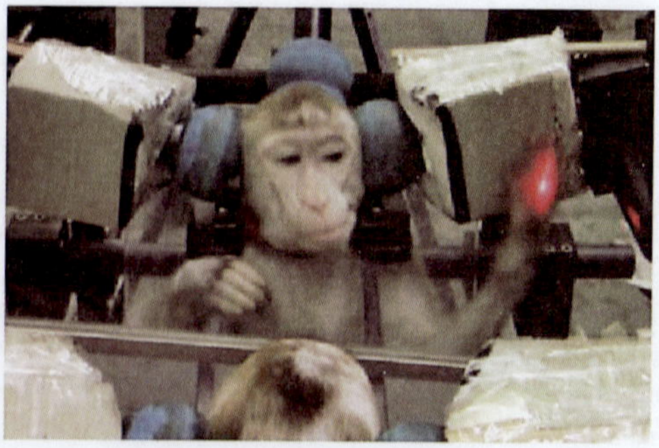

训练猴子利用镜子作为工具来触摸身边纸板上的红点

的猴子自发表现出来的。更重要的是，这个实验也让科学家们意识到，哪怕最经典的测试，也可能有其局限性。就拿镜前“标记测试”来说，如果一种动物无法通过测试，可能只是因为它不会使用镜子，而不是没有自我意识——如果改进或者创新测试方法，或许人类就会发现，更多身边的动物朋友都和自己一样具有自我意识。

新的招数，新的实验

实际上，对于研究自我意识，科学家们已经想出了其他的高招。有一个经典的实验叫作“橡皮手效应”，简单说来，就是在受试者的真实手臂边上放一个形状位置大体相近的橡皮假手，而受试者的真实手臂被遮挡起来，只能看见橡皮手。这时，实验人员同时用毛刷刺激真实的手臂和橡皮假手，经过一定时间受试者就会产生错觉，认为橡皮手是自己真实的躯体，当实验人员用力敲击橡皮手的时候，受试者会缩回自己真实的手臂。“橡皮手效应”还可以拓展到整个躯体，有科学家尝试了一种“灵魂出窍”的实验，给受试者戴上一副虚拟现实的眼镜，里面看到的是经过摄像头拍摄处理后的自己身体的背影，对受试者的后背用毛刷等进行感觉刺激，同时在虚拟现实眼镜中同步地可以看见对于虚拟身体的刺激。经过一定时间的训练以后，受试者也会产生错觉，认为眼镜里看见的就是自己真实的躯体，对虚拟身体的虚拟操作也会引起受试者真实身体的反应。“橡皮手效应”和“灵魂出窍”反映出了一种对于身体的自我认知，也可以代表某种程度的自我意识。现在，科学家们也在尝试将这些实验方法用于研究猴子。我们可以拭目以待，看看“孙大圣”还能带给我们什么神奇的表现。

参考文献

Amsterdam B. 1972. Mirror self-image reactions before age two. Developmental Psychobiology, 5(4): 297–305.

Anderson J R. 1986. Mirror-mediated finding of hidden food by monkeys (*Macaca tonkeana* and *M. fascicularis*). Journal of Comparative Psychology, 100(3): 237–242.

Anderson J R, Gallup G G Jr. 2011. Which primates recognize themselves in mirrors? Plos Biology, 9(3): e1001024.

Blanke O, Slater M, Serino A. 2015. Behavioral, neural, and computational principles of bodily self-consciousness. Neuron, 88(1): 145–166.

Broom D M, Sena H, Moynihan K L. 2009. Pigs learn what a mirror image represents and use it to obtain information. Animal Behaviour, 78(5): 1037–1041.

Chang L, Fang Q, Zhang S, et al. 2015. Mirror-induced self-directed behaviors in rhesus monkeys after visual-somatosensory training. Current Biology, 25(2): 212–217.

Chang L, Zhang S, Poo M M, et al. 2017. Spontaneous expression of mirror self-recognition in monkeys after learning precise visual-proprioceptive association for mirror images. Proc Natl Acad Sci U S A, 114(12): 3258–3263.

De Veer M W, Van den Bos R. 1999. A critical review of methodology and interpretation of mirror self-recognition research in nonhuman primates. Animal Behaviour, 58(3): 459–468.

Epstein R, Lanza R P, Skinner B F. 1981. "Self-awareness" in the pigeon. Science, 212(4495): 695–696.

Gallup G G Jr. 1970. Chimpanzees: self-recognition. Science, 167(3914): 86–87.

Graziano M S, Cooke D F, Taylor C S. 2000. Coding the location of the arm by sight. Science, 290(5497): 1782–1786.

Itakura S. 1987. Use of a mirror to direct their responses in Japanese monkeys (*Macaca fuscata* fuscata). Primates, 28(3): 343–352.

Lenggenhager B, Tadi T, Metzinger T, et al. 2007. Video ergo sum: manipulating bodily self-consciousness. Science, 317(5841): 1096–1099.

Pepperberg I M, Garcia S E, Jackson E C, et al. 1995. Mirror use by African grey parrots (*Psittacus erithacus*). Journal of Comparative Psychology, 109(2): 182–195.

Plotnik J M, de Waal F B, Reiss D. 2006. Self-recognition in an Asian elephant. Proceedings of the National Academy of Sciences of the United States of America, 103(45): 17053–17057.

Prior H, Schwarz A, Güntürkün O. 2008. Mirror-induced behavior in the magpie (pica pica): evidence of self-recognition. Plos Biology, 6(8): e202.

Reiss D, Marino L. 2001. Mirror self-recognition in the bottlenose dolphin: a case of cognitive convergence. Proceedings of the National Academy of Sciences, 98(10): 5937–5942.

Toda K, Platt M L. 2015. Animal cognition: monkeys pass the mirror test. Current Biology, 25(2): R64–R66.

脑疾病篇

何　杰　仇子龙

顾名思义，脑疾病是指在遗传和(或)环境因素作用下，我们大脑的功能无法正常执行的困局。在大脑这台精妙绝伦的仪器中，一旦哪个部位出现故障，就会对人体功能造成程度不等的破坏，这种破坏有时甚至是灾难性的、致命的。

随着生活和医疗水平的提升，在人们平均寿命提高的同时，许多脑疾病也越来越多地出现在我们身边的人群里，患者中不乏世界级的名人：美国总统里根患有老年痴呆病，也称为“阿尔茨海默病”；而拳王阿里患有帕金森病。风靡全球的“冰桶挑战”活动也旨在关心和资助一种神经系统罕见病的治疗——肌萎缩性侧索硬化症(俗称“渐冻人”)。这类大脑疾病一般具有特定脑区神经元随时间丧失的症状，人们称之为神经退行性疾病，常在老年人群中发病。而困扰儿童的脑疾病大多与大脑发育错误有关，我们一般称为发育性脑疾病。其中影响人群最广的当属自闭症，它不像神经退行性疾病那样有明显的神经元变性，而是一类复杂的精神疾病。自闭症儿童完全生活在自己的世界里，患者中有少数人往往天赋异禀，具有超强的记忆力，对数学、美术和音乐有特殊天赋。当然，由于在现代社会中生存压力增大，精神疾病也广泛地影响着中青年人群，譬如抑郁症和精神分裂症。大家一定记得奥斯卡获奖影片《美丽心灵》中博弈论的创始人约翰·纳什(John Nash)被精神分裂症所困扰的震撼场景。

面对这些会“改变精神上自己”的大脑疾病，人类一直在运用自己的智慧和勤奋，尝试揭示其发生原因，并研发众多的治疗手段。通过对这些脑疾病一百多年的科学研究，人类认识到许多脑疾病都是与基因密切相关的。人类破译基因组的手段在20世纪的最后10年得到了飞速发展，最初需要耗资30亿美元历经10年才得以破解的人类基因组，目前用第二代深度测序的方法，只要花费数千元人民币在短短的几周内即可全部测序完毕。人类破解基因组的手段，为解开诸如自闭症这样的复杂遗传疾病之谜提供了极大的便利。可以预见的是，在接下去几年里会得到大量的疾病基因组数据。而进一步破解这些数据，为人类的健康服务，这是科学家与医生之首要任务。

“沉舟侧畔千帆过，病树前头万木春。”探索虽未免挫折，亦有成就之回报，于是得以维持不坠。本篇将向大家讲述人类对脑疾病展开挑战的故事：“神经医疗的历史谜案”、“被印刻的天使”、“自闭症的前世今生”、“当猴子患上自闭症”、“脑修复战士——神经干细胞”等。人类对神秘大脑及其疾病的研究，正如同认识浩瀚宇宙一样，必将是任重而道远。但是我们坚信，人类能够凭借智慧的大脑，在这条认识人类自我的奋进之路上愈行愈远。

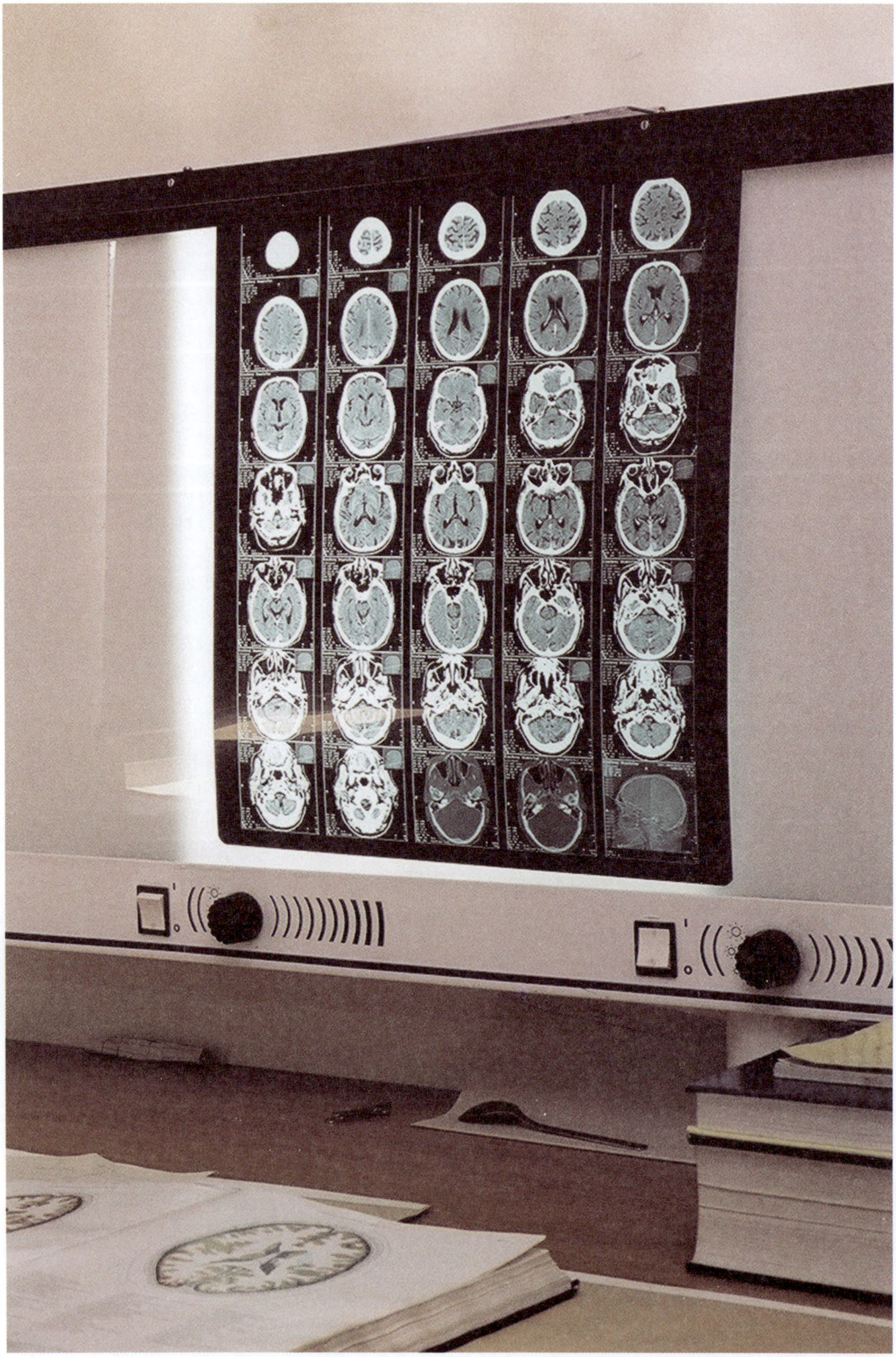

脑修复战士——神经干细胞

| 武孔彦

什么是神经退行性疾病?

神经退行性疾病,顾名思义,是随着人年龄的增长而逐渐发生和发展的疾病。这类疾病的典型特征是不同脑区的神经元发生进行性的变性和缺失,从而最终导致神经系统的功能障碍。我们十分熟悉世界著名物理学家霍金(S. Hawking),他行动非常困难,常年需要坐在轮椅上,其原因就是他患有严重的肌萎缩性侧索硬化症。我国社会主义改革开放和现代化建设的总设计师邓小平同志,晚年患有帕金森病而无法根治。病人在罹患神经退行性疾病之后,会出现行动或认知的障碍。病情的发展往往导致诸多并发症,给患者生活造成严重障碍。

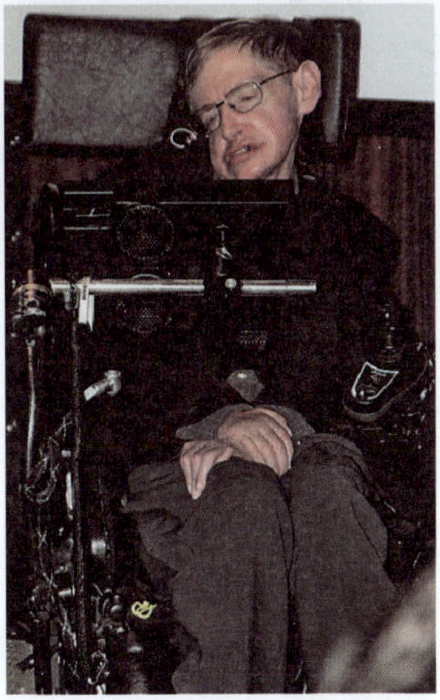

作为多发性硬化症患者的霍金 (图片来源:维基百科)

经过几代科学家的不懈努力,人们获得了对神经退行性疾病的广泛而深入的认识。神经退行性疾病主要包括阿尔茨海默病、帕金森病、亨廷顿舞蹈病、肌萎缩性侧索硬化症、多发性硬化症等。阿尔茨海默病(Alzheimer's disease, AD)多发病于老龄群体,临床特征主要表现为记忆障碍、失语、认知和运动功能障碍的痴呆症状。帕金森病(Parkinson's disease, PD)临床表现为震颤、肌肉僵直、运动迟缓等。亨廷顿舞蹈病(Huntington's disease, HD)的临床表现为躯体或四肢不由自主地颤搐,情绪异常和智力减退等。肌萎缩性侧索硬化症(amyotrophic lateral sclerosis, ALS),也叫运动神经元病或夏科氏综合征(Charcot’s syndrome),临床症状表现为吞咽和说话困难,四肢乏力,肌肉萎缩,呼吸衰竭等。多发性硬化症(multiple sclerosis, MS)是一种常见的中枢神经脱髓鞘疾病,临床表现为波动性感音性神经性聋和眩晕,肢体及眼球震颤等。到目前为止,对神经退行性疾病的病因还不是很清楚,但是这些病与年龄、性别、种族以及地理环境等因素密切相关。尤其值得一提的是年龄因素,多数神经退行性疾病的患病率是随着年龄而增加的。

神经退行性疾病的患病率(数据来源于Pringsheim et al., 2014)

神经退行性疾病	全球患病率(人/10万人)	地区特异性的患病率(人/10万人)
痴　呆	(65岁以上)4 628	(65岁以上)亚洲:4 028;欧洲:6 758;北美:5 097;南美:3 668
帕金森病	患病率: 315 40～49岁:40.51; 50～59岁:106.67; 60～69岁:428.48; 70～79岁:1 086.54; 80岁以上:1 902.98 发病率: 女性:36.5人/10万人年; 男性:65.5人/10万人年	亚洲:337; 非洲:77; 北美/欧洲/澳大利亚:1 398; 南美:1 046
亨廷顿舞蹈病	2.71	亚洲:0.4; 北美/欧洲/澳大利亚:5.7
多发性硬化	未进行meta分析	未进行meta分析

神经退行性疾病能够治愈吗?

目前的治疗方法只能缓解或减轻症状,还没有根治的途径。近年来,随着科学家对干细胞研究的不断深入以及诱导多能干细胞(induced pluripotent stem cell, iPS)技术的不断成熟和优化,运用干细胞移植治疗的方法给根治神经退行性疾病带来了希望。干细胞是一类具有持续自我更新能力和多分化潜能特性的前体细胞。神经干细胞是存在于神经系统中，参与神经系统及组织的生成和构建，并具有修复神经功能潜能的神经前体细胞。帕金森病是在1817年被发现的，致病原因是中脑黑质部位的多巴胺能神经元进行性地丧失，从而导致运动功能障碍。科学家们将神经干细胞移植进帕金森病模型小鼠中，这些细胞能够分化为类多巴胺能神经元，接受移植后小鼠的酪氨酸羟化酶神经元得到保护，疾病小鼠的行为学症状也得到改善。通过体外iPS的方法，将小鼠的成纤维细胞诱导为神经前体细胞后移植到疾病模型鼠的脑内，注入的iPS细胞能够迁移到病灶，分化成神经元和胶质细胞，并整合进受体鼠的脑内。这些研究为帕金森病的干细胞治疗带来了希望。

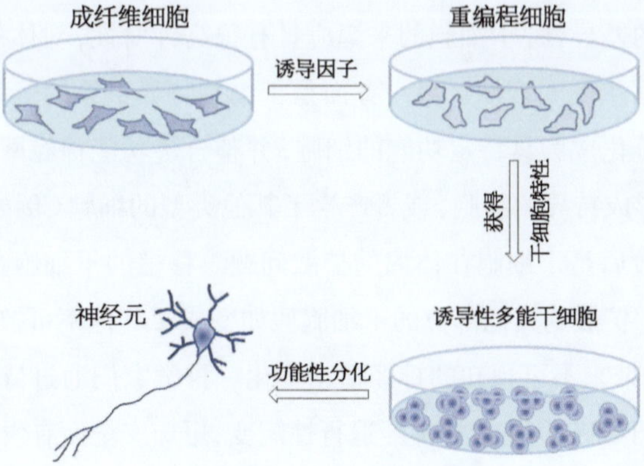

神经元iPS技术 （武孔彦 绘制）

阿尔茨海默病是第一大神经退行性疾病，危害的人群比较广泛，干细胞移植也是非常有希望的一种治疗方法。将神经干细胞移植进阿尔茨海默病模型小鼠的海马中，这些移植后的干细胞会产生脑源性神经营养因子（BDNF），促进神经元的生长和突触的形成，进而提高疾病小鼠的认知功能。巴藤病（Batten’s disease）是一种罕见的神经退行性疾病，即少年型的家族性黑朦性痴呆。患者脑内缺少一种可以降解脂肪和蛋白质复合物的酶，致使神经细胞内蜡样脂褐质沉淀，最终导致细胞死亡。俄勒冈健康与科学大学（Oregon Health & Sciences University）和Stem Cells公司的科研人员把能够特异地产生该种酶的神经干细胞系移植到患者脑内。在第一期临床试验中，共对6位患者进行了移植手术，然后进行了12个月的追踪观察，患者表现良好。在随后对5名患者进行的长期观察研究中，有3名患者成功地度过了前4年，干细胞移植后的患者不再有之前常出现的癫痫发作，并且语言能力亦有一定增强。这种尝试为用干细胞治疗人类的其他神经退行性疾病带来了曙光。

科学家在行动……

用干细胞治疗神经退行性疾病，有其独特的优势。首先，干细胞具有持续的自我更新能力，能够抑制神经退行性病变，或者重建神经网络和恢复神经功能，拥有根治病变的潜力。其次，干细胞可以通过注射的方式直接进入病变部位，不需要通过血脑屏障，治疗效率高。

虽然干细胞有其明显的优势，但是在用于治疗人类神经退行性病变之前，还需要科学家进一步研究，以确保治疗应用的安全性。一方面是移植用干细胞的来源问题。由于退行性病变的差异性，干细胞的来源应具有很高针对性，对体外诱导培养的干细胞还须注意用于宿主的安全性。另一方面是干细胞特异谱系的分化问题。移植到体内的干细胞需要分化成为具特定功能的细胞，并整合进功能神经网络，才能达到治疗目的。如果不能形成特异的细胞，或者产生了其他类型的细胞（例如肿瘤），都将不利于病患的治疗。最后是干细胞在体内的扩散问题。移植的干细胞必须局限于病变部位发挥功能作用。扩散到其他部位的干细胞假如变成了其他不可控的细胞，而整合进了神经网络，则会带来不可预知的神经活动变化。科学家们通过持续的努力，将不断攻克这些难题，使干细胞移植治疗神经退行性病变，更加安全而有效。

（审稿：仇子龙）

参考文献

Blurton-Jones M, Kitazawa M, Martinez-Coria H, et al. 2009. Neural stem cells improve cognition via BDNF in a transgenic model of Alzheimer's disease. Proceedings of the National Academy of Sciences, 106(32): 13594–13599.

Gage F H, Temple S. 2013. Neural stem cells: generating and regenerating the brain. Neuron, 80(3): 588–601.

Mossman K. 2006. The world's first neural stem cell transplant. Scientific American, 2006-12-18.

Murrell W, Wetzig A, Donnellan M, et al. 2008. Olfactory mucosa is a potential source for autologous stem cell therapy for Parkinson's disease. Stem Cells, 26(8): 2183–2192.

Pringsheim T, Fiest K, Jette N. 2014. The international incidence and prevalence of neurologic conditions: how common are they? Neurology, 2014, 83(18): 1661–1664.

Wernig M, Zhao J P, Pruszak J, et al. 2008. Neurons derived from reprogrammed fibroblasts functionally integrate into the fetal brain and improve symptoms of rats with Parkinson's disease. Proceedings of the National Academy of Sciences, 105(15): 5856–5861.

Yasuhara T, Matsukawa N, Hara K, et al. 2006. Transplantation of human neural stem cells exerts neuroprotection in a rat model of Parkinson's disease. Journal of Neuroscience: the Official Journal of the Society for Neuroscience, 26(48): 12497–12511.

神经医疗的历史谜案

| 唐 骋

神经科学以其探索智慧本源的特点，而备受诺贝尔奖委员会的青睐。2014年揭晓的诺贝尔生理学或医学奖也再次印证了这个观点，可以说大部分获奖的神经科学家都是实至名归。然而即使是诺贝尔奖委员会也有判断失误的时候，比如1949年的诺贝尔生理或医学奖被授予了葡萄牙医师莫尼斯（A. E. Moniz, 1874—1955），以表彰他发明的前脑叶白质切除术（lobotomy）。仅仅不到一年之后，对莫尼斯的批判就超越了赞誉，他赖以成名的前脑叶白质切除术也开始在全世界范围内遭受抵制。那么这究竟是怎样一回事呢？

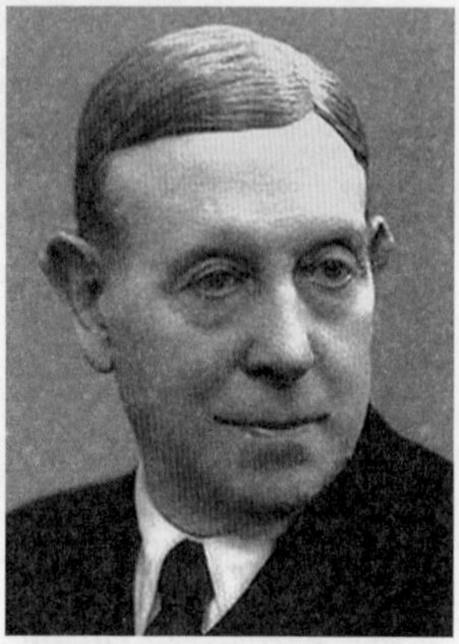

莫尼斯　葡萄牙精神病学家和神经外科医生。他由于发现前脑叶白质切除术对于某些心理疾病的治疗效果，而获得1949年的诺贝尔生理学或医学奖。他是第一位获得诺贝尔奖的葡萄牙人。（图片来源：维基百科）

救命稻草

中枢神经系统是人类思维和意识的物质基础，这个系统如果出现功能障碍，可能发生的一类典型症状就是患者的人格和行为出现一系列异常。因此，许多中枢神经系统疾病被俗称为“精神病”。这些疾病的发病机制是如此复杂，时至今日，以精神分裂症（schizophrenia）为典型代表的多种中枢神经系统疾病，依然无法被有效地加以治疗或预防。而在20世纪30年代，人们对于这类疾病简直可以说是一筹莫展。当时对于一些极具危险性的精神病患者，医生只好采用束缚，或是大剂量使用镇静剂乃至鸦片等手段，只求暂时缓解。

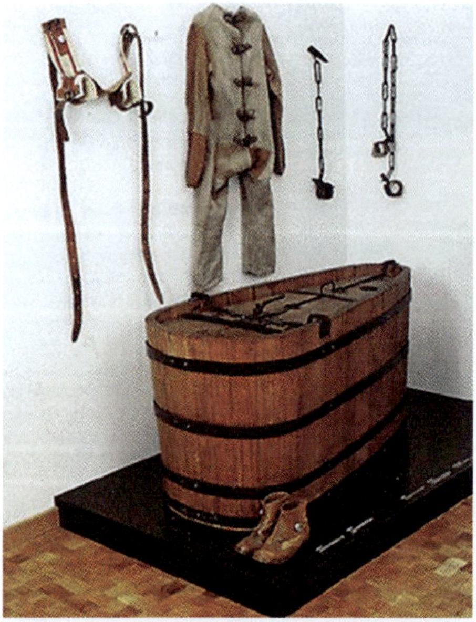

一套早期用来束缚精神病患者的特殊设备　其中包括镣铐、紧身衣、皮带以及一种特制的"浴桶"。现存于苏黎世Burghölzli医院。（图片来源：nobelprize.org）

俗话说"病急乱投医"，这就难怪，面对一种无药可医的严重疾病，任何一根救命稻草都会成为世人瞩目的焦点。在1935年于伦敦召开的神经学大会上，来自耶鲁大学的神经学家弗尔顿（J. F. Fulton）与他早期的同事雅各布森（C. Jacobsen）发表了一项研究成果：他们损毁了两只黑猩猩的前脑叶与其他脑区的神经连接，结果发现这两只黑猩猩变得温顺了许多。这个不算很惊人的研究成果却深深启发了与会的一位葡萄牙神经外科医生，他就是本文的主角安东尼奥·埃加斯·莫尼斯。莫尼斯迅速意识到，这可能为手术治疗精神病提供一个突破口。

通过手术治疗精神病，并不算一种很新颖的想法。从19世纪末就已经有人陆续开始了这类尝试，但是这些手术的效果大多并不尽如人意。尽管如此，莫尼斯还是决定要再试一次。1935年11月12日，就在莫尼斯从伦敦回来以后不久，他于里斯本的圣玛塔医院（Hospital Santa Marta）做了第一次尝试。他本人的手因为痛风而不太灵活，所以手术实际上是在他的指导下，由其助手利玛（A. Lima）完成的。他们小心翼翼地在病人颅骨上锯开一个口子，然后通过这个口子向前脑叶当中注射乙醇来杀死那一片的神经纤维。手术之后，病人活了下来，并且症状有所减轻，尽管病人最终没有恢复到能够出院的地步，但是莫尼斯依然宣称他的手术取得了成功。受此鼓舞，莫尼斯又接二连三地做了更多类似的手术，而且非常幸运，莫尼斯前20例手术的病人都幸存了下来，并且没留下太过严重的后遗症。

莫尼斯在早些年因为发明脑血管造影术（cerebral angiography）而在国际上颇有名望，因此他的工作刚一发表就备受全世界的关注。尽管不久后他就发现，损伤前脑叶会带来一些不可避免的影响，比如反应迟钝以及性格变化等，但是他依然相信，较之对于精神病的出色疗效，这些副作用是可以容忍的。同时，他也对手术进行了一系列改进，比如他发现用乙醇很容易殃及无关的脑区，故而专门设计了一种被称为"前脑叶白质切除器”(leucotome)的器械，来机械损毁前脑叶的神经纤维，因此这套手术方法后来被称为前脑叶白质切除术。

很快，前脑叶白质切除术被越来越多的国家所认可，精神病院的医生终于看到了期待已久的曙光：只要这么一个小小的手术，那些狂暴的患者就会变得像小宠物一样任人摆布。

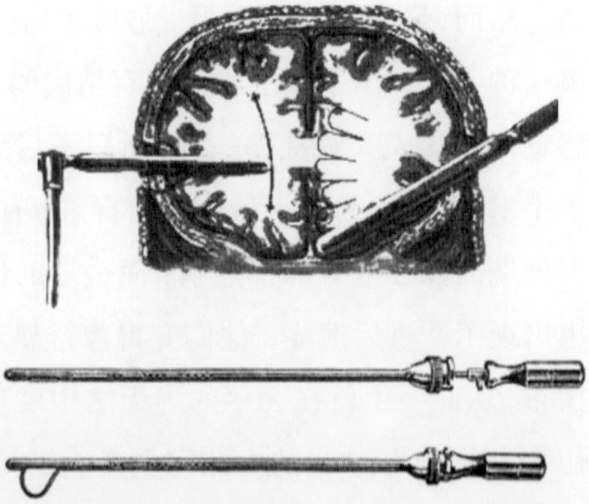

莫尼斯的前脑叶白质切除术示意图　先将前脑叶白质切除器刺入颅腔，然后捣毁一块脑区。(图片来源：www. cerebromente. org. br/n02/historia/lobotomy. htm)

然而莫尼斯的方法需要给颅骨定位和钻孔等复杂的程序，不但大大延长了手术所需的时间，也对医生的技术提出了很高的要求。由于需要接受“治疗”的精神病患者实在太多，更何况那时候大部分精神病院都不配备专业的手术室，精神病医生们迫切需要一种更加好用的方法。1945年，一位美国医生弗里曼二世(W. J. Freeman Ⅱ)对这种“手术”进行了一项“改进”，他发明了所谓的“冰锥疗法”(ice-pick lobotomy)。这种“手术”真可谓是“触目惊心”：医生直接用锤子将一根大概筷子粗的钢针从病人的眼球上方凿入脑内，而后徒手搅动那根钢针以摧毁病人前脑叶。如此手术不但简便快捷，而且不需要很严格的消毒措施。把当时精神病院里那些用来对付危险患者的束缚用具稍加改造，就可以当成一个临时的手术台来用。所以，此手术在发明之初便大受欢迎。

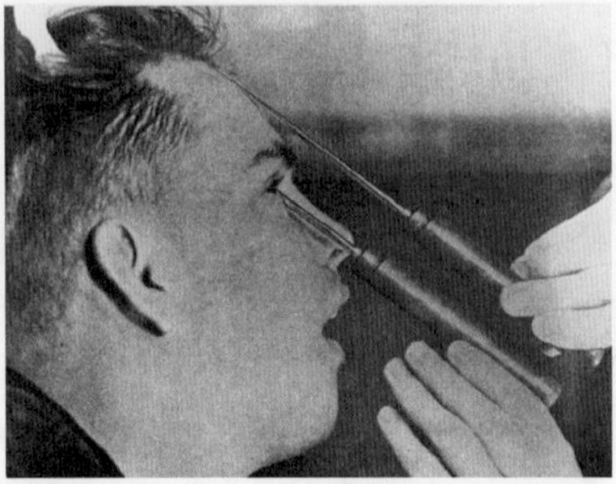

一个正在接受“冰锥疗法”的病人 (图片来源：http://bizzarrobazar.com/2010/01/20/lobotomia-transorbitale/)

滥用之哀

不得不承认，在一开始那段时间，至少在莫尼斯最早的20例手术之后，病人的情况确实都有不同程度的好转，其中也不乏几乎痊愈者。莫尼斯本人对此乐观地总结道：“前脑叶切除术简单高效且毫无危险，很可能是一种高效治疗精神错乱的外科手术。”

然而，随着手术的普及，尤其在“冰锥疗法”问世之后，越来越多的医生开始从事这种手术。由于该手术既没有精确的定位，也没有标准的操作流程，医生往往是凭感觉对着病人大脑乱捣一气，所以术后病人的表现可谓千奇百怪。有些病人直接死于手术，或是因为手术后遗症而自杀；有些人出现了不同类型的残疾；也有一些出现了极端的躁狂或者抑郁症状；而最多的情况是，病人在精神病症状有所减轻的同时，也出现了严重后遗症：他们变得像行尸走肉一般，孤僻、迟钝、麻木，神情呆滞，任人摆布，从此一生就在无尽的虚无之中度日。一位母亲这样描述她接受过前脑叶白质切除术的女儿：“我的女儿完全变成了另一个人，她的身体还在我身边，但她的灵魂消失了。”最后即便是前脑叶白质切除的支持者也不得不承认，只有四成病人有所好转，剩下的要么毫无效果，要么变得更糟。

更可怕的是前脑叶切除术开始遭到滥用，这也是该手术在今天声名狼藉的主要原因之一。精神病院的医生们为了省事，没有节制地给病人实施前脑叶白质切除术；而那些饱受精神病患者折磨的家人，也热衷于将他们患病的亲人送去接受这种手术。加上“冰锥疗法”的发明者弗里曼十分善于宣传，经常纠集一群记者搞一些“医疗秀”之类的节目，来提高这种疗法的知名度。一时之间，前脑叶切除术变得非常流行，而由于没有适当的管理，许多街边诊所也开始打出前脑叶切除术的招牌，用简陋的工具和只经过简单培训的人员来实施手术。同时手术的应用对象也从严重的精神病患者，扩展到了任何精神或行为有异常的人群，到最后如弗里曼之流甚至是来者不拒，都不问有病没病只要给钱就做，这种状况就连莫尼斯都有些看不下去了。

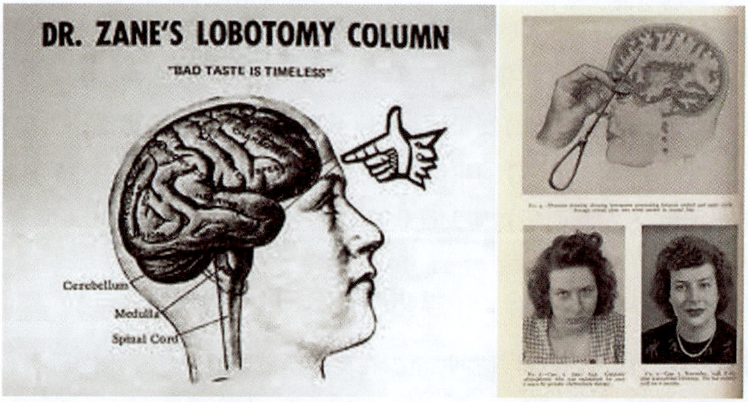

当时小诊所打出的做前脑叶白质切除术的小广告　有没有觉得和现在的某些小广告很相似？（图片来源：mindfreedom.org；cn.last.fm）

到20世纪40年代后半叶，情况变得越发糟糕起来，号称可以"治疗疯狂"的前脑叶切除术，本身却陷入了一种前所未有的疯狂与混乱当中。由于媒体和广告的添油加醋，这种本该是治疗严重精神病的手段，在一般民众心目中俨然成了解决一切问题的万金油。在日本，许多小孩子被他们的家长送去做前脑叶切除术，原因仅仅是家长觉得他们"不乖"。在丹麦，政府专门为这类"新型疗法"建造了大量医院，而针对的疾病从弱智到厌食症简直无所不包。在情况最严重的美国，由于弗里曼等人鼓吹"精神病要扼杀在萌芽状态"，成千上万的人没有经过仔细检查就被拉去做了这种手术。更有甚者将这种手术用在了暴力罪犯和政治犯身上。

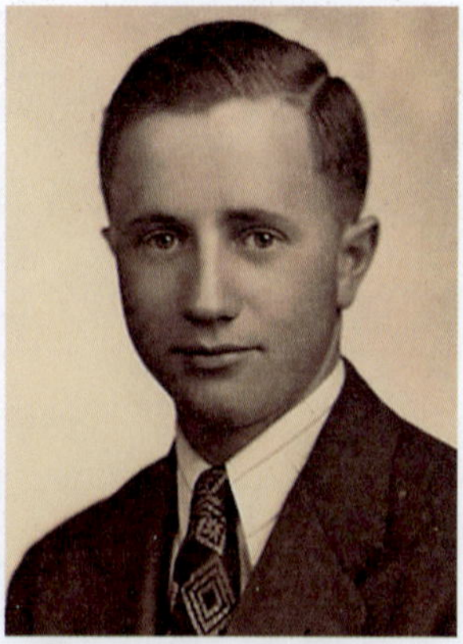

遭受前脑叶白质切除术的退伍军人之一特里茨(R. Tritz) 他在接受手术后终生都受到包括幻觉和偏执在内的多种后遗症困扰。(图片来源：http://projects.wsj.com/lobotomyfiles/?ch=one)

如果翻看那个时代的病历，不难发现许许多多令人扼腕的悲剧。

《华尔街日报》在2017年年初的一篇报道披露，在第二次世界大战期间和结束以后，美国政府曾经对一批遭受战后精神创伤的退伍军人集体实施了前脑叶白质切除术，其中有相当一部分人遭受了伴随一生的严重后遗症。

1941年当冰锥疗法还没有发明的时候，弗里曼为一名叫做罗斯·玛丽·肯尼迪(R. M. Kennedy)的女病人实施前脑叶白质切除术，以治疗她的智力障碍。不错，这位肯尼迪小姐就是著名美国总统约翰·肯尼迪(J. F. Kennedy)的亲姐姐。手术的结果实在糟糕，肯尼迪小姐手术后智力不升反降，成了一个整天只会发呆的"木头人"。虽然弗里曼本人也因此遭到了不少指责，但他反倒因此在民间名声大噪，来向他寻求医疗帮助的民众更加趋之若鹜。

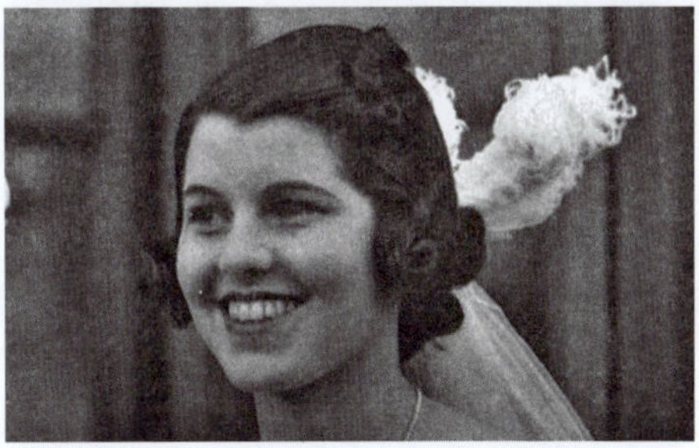

罗斯·玛丽·肯尼迪 肯尼迪总统之姊，美国较早接受前脑叶切除术的病人之一，因手术而终身生活不能自理。(图片来源：维基百科)

好莱坞明星巴克斯特(W. L. Baxter)曾经由于主演《亚利桑那奇侠》而荣获奥斯卡奖，他是美国当时片酬最高的男影星之一。1951年他因为长期关节疼痛而接受前脑叶切除术，结果死于手术感染导致的肺炎，享年62岁。

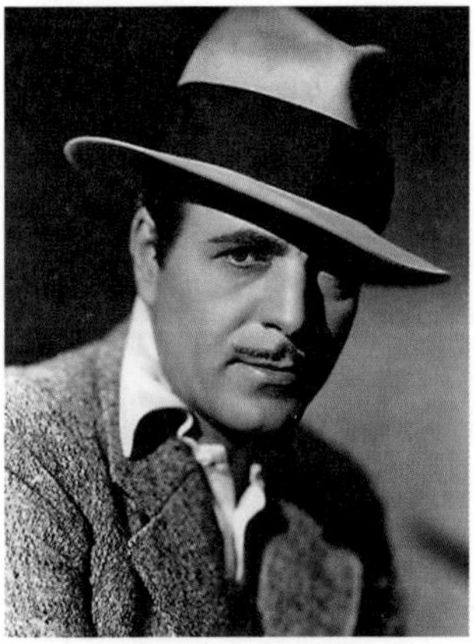

华纳·巴克斯特（图片来源：维基百科）

尽管有种种非议，莫尼斯还是因为这种手术而获得了1949年的诺贝尔生理或医学奖。这无异于是给前脑叶切除术做了最强效的广告，将这场医学癫狂带向了最高潮。

诚所谓，“合六州四十三县铁，不能为此错也”！（语出《资治通鉴·唐纪》。）

亡羊补牢

面对种种异状，最先反应过来的也是科学界。早在1944年，《焦虑与心理疾病杂志》（*Journal of Nervous and Mental Disease*）就撰文认为，前脑叶白质切除术会导致病人出现暴力倾向，或是奴性和盲从。1947年，瑞典精神病理学家沃法特（S. Wohlfahrt）更是多次强调“前脑叶白质切除术过于危险，不适合用来治疗精神分裂症或其他精神症状”。但是这些弥足珍贵的声音，在一片狂热的喧嚣中犹如茫茫大海里泛起些许浪花，很快就湮灭无闻了。

但是随着神经科学研究的深入，额叶皮层与丘脑以及边缘系统的功能联系逐渐被揭秘。在这些新证据之下，越来越多的科学家意识到，简单地损毁前脑叶与大脑其他部分的联系，会对人格造成不可逆且不可知的损害。加之许多真正对精神分裂症有效的药物，如氯氮平、利培酮等被开发出来了。终于在1950年，在苏联精神病理学家加雅诺夫斯基（V. Gilyarovsky）强烈建议下，苏联政府最先宣布全面禁止前脑叶白质切除术。到1970年，绝大多数国家以及美国许多州，都立法禁止前脑叶白质切除术。具讽刺意味的是，直到1977年卡特总统在任期间，美国国会设立的“国家生物医学与行为学实验人类保护项目委员会”（National Committee for the Protection of Human Subjects of Biomedical and Behavioral Research）依然认为：“在某些情况下限制性地使用一些极端治疗手段，如前脑叶白质切除术，可以收到积极的疗效。”

虽然亡羊补牢，但是病人及其家庭的痛苦已经无法挽回。据统计，单单在1939—1951年之间，美国就有超过18 000人接受了这样的“手术”，而全世界范围内有此遭遇者更是数以万计。

更加令人扼腕的是，其实人类本来完全可以避免所有这些悲剧。就在莫尼斯获得诺贝尔奖的100年前，一个名叫菲尼亚斯·盖奇（P. P. Gage）的铁路工人在施工的

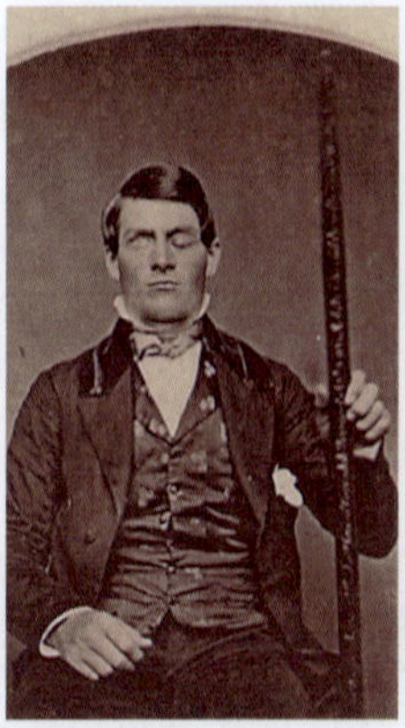

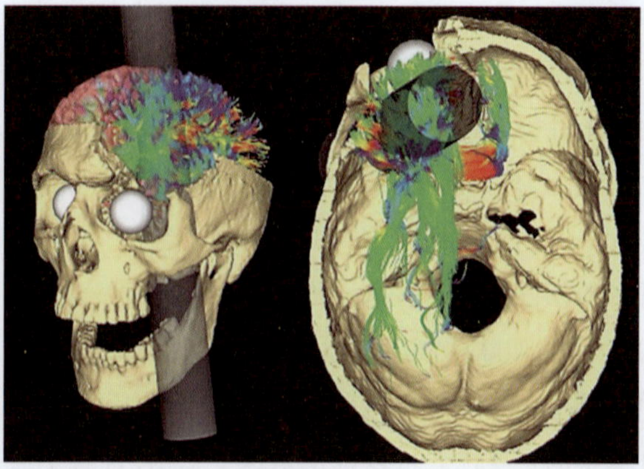

菲尼亚斯·盖奇　他手里所持的是当年穿过他头部的铁棒。右图为铁棒穿过头部位置的示意图。（图片来源：static.guim.co.uk）

时候遭遇了严重的事故——在爆破中，被一根铁棍从下往上穿过头部。虽然人活了下来，但受此影响，他的一部分大脑永久性地遭到了损坏，而这个脑区正是后来前脑叶白质切除术所重点捣毁的前额叶。

盖奇伤愈之后，人们惊讶地发现他除了瞎掉一只眼睛（被铁棒穿过时连带损毁）以外，其语言、记忆、运动等技能基本上没有受到影响。但是他性情大变，从一个友善而坚定的好人变成了一个傲慢、专横、优柔寡断且没有丝毫羞耻之心的人渣。直到一百多年之后，科学家才了解到前额叶皮层与人的情绪、价值判断和复杂决策等高级思维活动直接相关，可以说是大脑的命令中心。

尽管盖奇的案例也名动一时，可是并没有太多人由此开始了解前额叶的功能。即使在后来前脑叶白质切除术甚嚣尘上的时候，一些病人出现了类似于盖奇的症状，也没几个人把这两件事情联系起来。现在回头想想，实在感到莫大的遗憾。

反思与前行

现在我们很难想象，这样一种野蛮的手术居然会在世界上大行其道十多年。但考虑到各种精神疾病都是会给病人及其家庭带来很大灾难的恶性疾病，而在那个时代也没有什么良好的对策，加之二战后世界各国建立起了全面的医疗体系，被收治的精神病患者数量陡然增加，大量的病人挤在不堪重负的医院里迟迟不能出院，而这又大大增加了暴发传染病的概率，在20世纪30年代以前，18%的精神病人会死于肺结核等传染病，就不难想象那个时代的精神病医生面对的是一种怎样繁重的工作压力，则前脑叶白质切除术的风靡可以说是一种历史的必然。

退一步说，即便没有这些问题，在那个年代出现这样的“疗法”也不足为奇，因为当时整个社会对神经外科手术的态度都非常轻率。那个时候，各类外科手术都缺乏严格的规范，外科医生做手术还是比较随意的，加上循证医学还没有深入人心，因此某些疗法的副作用长期没有引起重视。当年，因为盲目治疗而受害的远不止遭受前脑叶白质切除术的这些人，比较著名的还有因为切断大脑胼胝体而产生的“裂脑人”，以及因为切除两侧海马而丧失记忆能力的莫莱森等。这些神经外科史上的经典案例都被写入了现在的医学教材中，目的之一就是以史为鉴，提醒人们规范操作与循证医学的重要性。可以说正是这些悲剧，铺就了通往现代神经外科医学的血泪之路。

跟所有实用技术一样，医学也需要严谨的理论基础。然而医学的特殊之处在于，在面对一些重大疾病的时候，医学有时会暂时跳过理论，以“经验技术”的形式去解燃眉之急。不过，没有扎实理论依托的技术，终究是难以完美的。一旦理论跟进，那些经验技术的短板就会显露出来。我们今天之所以能够去反思那段疯狂的岁月，很大程度上正是因为神经科学早已今非昔比。

今天，有了对大脑更深入的认识，加上循证医学深入人心，在这样坚实的基础上建立起了大批新一代的疗法：2002年，美国食品药品监督管理局（FDA）批准用深部脑刺激（deep brain stimulation）治疗帕金森病；2012年，FDA批准用神经干细胞疗法治疗干性黄斑病变。可以预见，未来还会有更多疗效更好，副作用更低，价格更亲民的神经学疗法相继问世，神经–精神类疾病的患者也将拥有更高的生活质量。然而，在我们享受这一切的时候不要忘记，神经外科手术也是经历了无数磨难，付出了巨大代价，走了许多弯路，才发展到今天的。

（审稿：仇子龙）

参考文献

Aliperti C. 2010. Warner Baxter—a brief biography [EB/OL]. http: //immortalephemera. com/4433/warner-baxter/?replytocom=1527, 2010-03-29.

Becker A L. 2009. Researchers to study pieces of unique brain (the Hartford courant) [EB/OL]. http: //articles. courant. com/2009-11-29/news/hc-hm-brain-internet-1129. artnov29_1_year-after-molaison-s-death-researchers-have-big-plans-jacopo-annese, 2009-11-29.

Burton F. 2001. The Nobel prize: a history of genius, controversy, and prestige. Arcade Publishing.

Clarke D, Wheless J M, Breier J, et al. 2007. Corpus

callosotomy: a palliative therapeutic technique may help identify resectable epileptogenic foci. Seizure, 16(6): 545–553.

Cooper R. 2014. On deciding to have a lobotomy: either lobotomies were justified or decisions under risk should not always seek to maximise expected utility. Medicine, Health Care and Philosophy, 17(1): 143–154.

Cordingley G E. 2005. Dr. Walter Freeman's frontal lobotomies at Athens Ohio State Hospital [EB/OL]. http: //plrplr.com/33020/dr-walter-freeman-s-frontal-lobotomies-at-athens-ohio-state-hospital/, 2017–04–15.

Dewey R A. 2004. Psychology: an introduction. Wadsworth Publishing Company.

Feldman R P, Goodrich J T. 2001. Psychosurgery: a historical overview. Neurosurgery, 48(3): 657–659.

Foundation Fighting Blindness. 2012. Clinical trial of neural stem cell treatment for dry AMD authorized by the FDA. Blindness [EB/OL]. http: //www. blindness. org/foundation-news/clinical-trial-neural-stem-cell-treatment-dry-amd-authorized-fda, 2012–02–07.

Gray B B, Mundell E J. 2013. FDA approves implanted brain stimulator for epilepsy[EB/OL]. https: //medicalxpress. com/news/2013-11-fda-implanted-brain-epilepsy. html, 2013–11–14.

Jansson B. 1998. Controversial psychosurgery resulted in a Nobel prize[EB/OL]. http: //www. nobelprize.org/nobel_prizes/medicine/laureates/1949/moniz-article. html, 1998–10–29.

Jasper H H. 1995. A historical perspective: the rise and fall of prefrontal lobotomy. Advances in Neurology, 66: 97–114.

Kotowicz Z. 2005. Gottlieb Burckhardt and Egas Moniz—two beginnings of psychosurgery. Gesnerus, 62(1–2): 77–101.

Kragh J V. 2010. Shock therapy in Danish psychiatry. Medical History, 54(3) : 341–364.

Macmillan M. 2000. An Odd Kind of Fame: Stories of Phineas Gage. MIT Press.

Ögren K, Sandlund M. 2005. Psychosurgery in Sweden 1944–1964. Journal of the History of the Neurosciences, 14(4): 353–367.

Pressman J D. 1999. Last Resort: Psychosurgery and the Limits of Medicine. Cambridge: Cambridge University Press.

Rowland L P. 2005. Walter Freeman's psychosurgery and biological psychiatry: a cautionary tale. Neurology Today, 5(4): 70–72.

Turchiano R. 2013. Forgotten soldiers: a cache of musty documents lost to memory exposes a time when the U.S. lobotomized some 2,000 veterans. https: //engineeringevil. com/2013/12/13/forgotten-soldiers-a-cache-of-musty-documents-lost-to-memory-exposes-a-time-when-the-u-s-lobotomized-some-2000-veterans-the-nation-forgot/, 2013–12–13.

逆转基因决定的命运

| 仇子龙

近年来，世界各国对自闭症的重视程度急剧上升，医学界也在不断更新自闭症的诊断标准。遗憾的是，对自闭症的诊断目前还只能依赖临床医生的主观判断。已有较确凿的证据表明，自闭症与遗传因素关系十分密切，遗传学家经过对自闭症数十年的研究，也发现与自闭症相关的基因多达上百个，说明自闭症并不是由单一基因造成的疾病。在对自闭症相关基因的研究中，有几类与自闭症关系密切的基因及其编码蛋白质，最初都是由生物化学家首先发现的。

一个自闭症关键蛋白质基因的发现

1992年英国爱丁堡大学研究DNA甲基化的生物化学家伯德（A. Bird）博士发现了一个能与甲基化DNA相结合的新的蛋白质。这是他发现的能与甲基化DNA结合的第二个蛋白质，他将其命名为甲基CpG结合蛋白2（methyl–CpG binding protein 2），缩写是MeCP2。这种蛋白质功能很强大，能与受到甲基化的DNA碱基相互作用。不过，伯德肯定不会想到，大约7年以后，这种神奇的蛋白质居然被发现与一种严重的遗传病有关，而且成为人们研究自闭症机理的一把重要的钥匙。

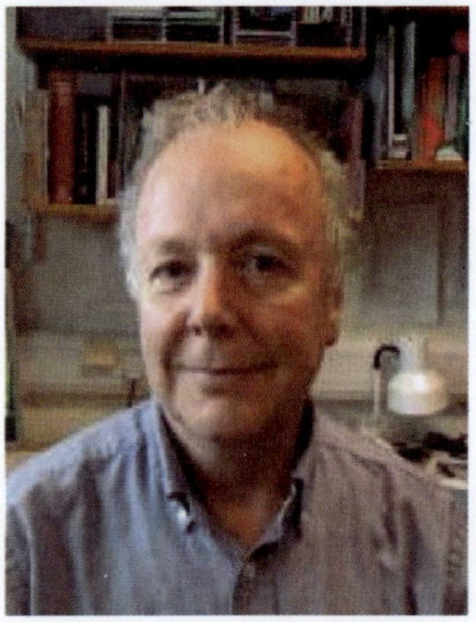

伯德博士 （图片来源：维基百科）

说起伯德，他可是师出名门。在20世纪70年代末他刚走入科学殿堂的时候，就跟着生物化学与分子生物学界家喻户晓的萨瑟恩（E. Southern）博士做研究，此人即是发明DNA印迹（Southern blot）的那位科学家。说起DNA印迹，读生物学的人应该是无人不知、无人不晓，这种用来检测DNA的经典方法是萨瑟恩于20世纪70年代发明的。萨瑟恩发明的DNA杂交技术以及之后在玻璃介质上原位进行DNA合成的方法，都为20世纪90年代蓬勃发展的DNA芯片技术奠定了重要基础。这些技术目前成了分子生物学工作者的必备利器，为迎接基因组测序时代的到来奠定了基础。这位萨瑟恩已获得了美国著名的拉斯克(Lasker)奖，相信以后很有可能赢得诺贝尔奖。

与功成名就的萨瑟恩博士相比，伯德当时还只是个毛头小子，但他在DNA甲基化修饰领域的一系列研究已经令人瞩目。伯德领导的研究组找到了一系列与甲基化DNA相结合的蛋白质。DNA可以被甲基化修饰，这早已经为人所知，但是人们对其功能还不甚了了。研究者猜测，DNA的甲基化与关闭基因表达有关，但在20世纪90年代初尚无直接的证据。伯德领导的研究组在1997—1998年接连发表两篇重要文章，报道MeCP2通过与组蛋白去乙酰化复合物直接作用而抑制基因的表达。原来如此！DNA本身的甲基化只是一个信号，真正行使抑制基因表达功能的是甲基化DNA蛋白招募来的组蛋白去乙酰化复合物。基因启动子位置的组蛋白被去乙酰化作用后，染色体处于紧缩状态，从而阻碍转录起始复合物的靠近，进而关闭基因的表达。伯德研究组在接下来的工作中，又发现一系列甲基化DNA结合蛋白，并将它们命名为MBD1—MBD4。关于甲基化DNA结合蛋白的分子生物学，似乎已经真相大白。没想到，真正的热潮在1999年才刚刚到来。从此，甲基化DNA的结合蛋白MeCP2一下子成为生物学界和医学界的研究热点和宠儿，一跃成为大脑中具有神秘使命的关键因子。

战火中走出的女科学家

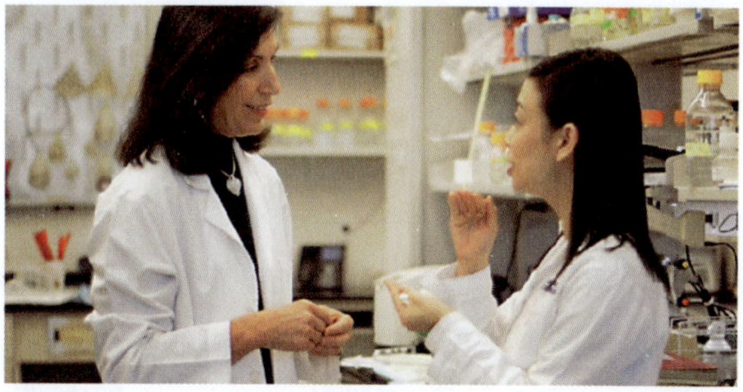

左格比博士（左，图片来源：https://www.bcm.edu/research/labs/huda-zoghbi）

1975年，年轻的左格比(H. Zoghbi)考上西贝鲁特美国大学(American University in Western Beirut)医学院就读，她立志成为一名出色的女医生，无奈黎巴嫩内战的火焰就在那时蔓延开来。在医学院的第一年，她只能躲在女厕所旁的防空洞里过夜，那时候她和同伴目睹了炸弹时常落在校园里。过了第一学年之后，她还想回去继续学习，但因为弟弟被弹片击中受伤，父母决定送姐弟俩去美国继续学业，左格比才得以在美国田纳西州梅哈里医学院完成学业。但独在异乡的日子很难熬，当初在大学里一起躲炮弹的男同学一直给她写信，一年后这位男生也来到美国，有情人终成眷属。

这段浪漫史是左格比在成为科学家之前的故事。医学院毕业后，她成为一名神经科医生，陆续接触到很多罹患罕见遗传病的孩子。在她担任住院医生的第二年，她遇到一名奇怪的小患者，这是一个两岁的女孩，之前过着正常的生活，但突然间出现了生长发育停滞，连刚开始的咿呀学语也不会说了，还出现了癫痫样症状，双手不由自主地搓动，并呈现出刻板行为，眼光也不会随着医生的主动引导而变化，并有类似自闭症的症状。这是左格比第一次接触到瑞特综合征（Rett syndrome）——一种罕见的遗传病，大多发生在女孩身上，发病率在1/15 000～1/10 000，因此想通过完整的家系找到致病基因非常困难。在历经了十几年的努力后，1999年左格比领导的研究组终于找到了这种遗传病的致病基因——*MeCP*2！

*MeCP*2基因位于X染色体上，所以此基因的缺失突变对男性影响很大，男性胎儿往往无法出生，而携带突变的女性胎儿虽然可以出生，但在1～3岁时就会开始发病，往往导致运动能力缺失而只能在轮椅上度过一生，且无语言能力，认知能力也严重受损，生活完全不能自理。

曾经，瑞特综合征患儿因刻板的行为和避免与他人眼神交流的缺陷，被精神病学界归类为自闭症谱系障碍（autism spectrum disorders，ASD）。但典型的自闭症与瑞特综合征还有些不同，虽然伴有刻板性行为和避免目光交流等症状，但患者的生长发育受影响不明显。在目前国际最新版的自闭症诊断标准中，不再将瑞特综合征作为ASD进行诊断。那么，*MeCP*2基因究竟与自闭症有什么关系呢？

左格比经过多年研究发现，在自闭症患者人群中*MeCP*2基因发生的基因倍增可在男性中导致严重的自闭症。这个发现再次说明，*MeCP*2基因在大脑神经发育过程中发挥重要的功能。*MeCP*2基因位于X染色体上，男性只携带一份*MeCP*2基因，如果发生缺失突变，他就不能出生；如果发生染色体区段重复，导致MeCP2拷贝数加倍，则整体的*MeCP*2基因含量上升100%，大脑因不能承受过多的MeCP2蛋白而发生功能性的紊乱，导致严重的自闭症。女性携带有两份*MeCP*2基因，还有随机发生的X染色体失活，所以即使*MeCP*2基因发生加倍，在机体中还会有被随机失活的可能，从而减小了对机体的伤害。总之，*MeCP2*基因对生物体来说，少了不行，多了也不行。这种过犹不及的*MeCP2*基因，所编码的蛋白质无非与甲基化DNA结合而已，究竟起什么重要的作用，能对神经系统的发育和正常功能造成如此大的影响呢？这个就是生物化学家和分子生物学家要详尽研究的机制问题了。

生物化学家再立奇功

2003年在哈佛大学神经生物学系，格林伯格（M. E. Greenberg）博士领导的研究组一直在研究兴奋的神经细胞中基因被诱导表达的分子机制。格林伯格因为在20世纪80年代首次发现神经递质乙酰胆碱可诱导基因快速表达，而闻名遐迩。在之后的一系列研究中发现了一些对神经系统有重要功能的基因，例如脑源性神经营养因子（BDNF）的基因，其表达也可被神经元的去极化兴奋所诱导而表达。

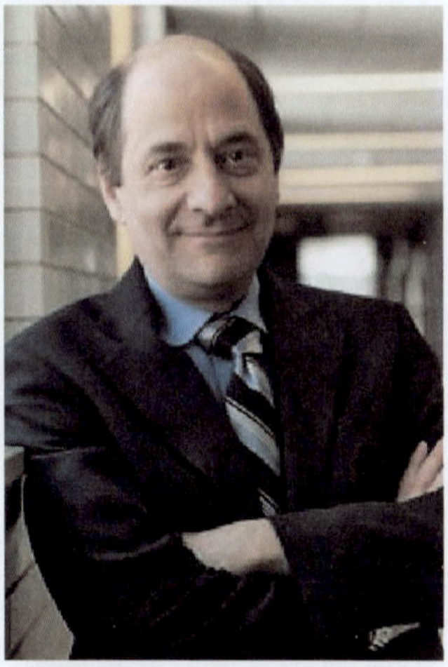
格林伯格博士 （图片来源：http://neuro.hms.harvard.edu/people/faculty/michael-greenberg）

陈雯是格林伯格研究组的一名博士研究生，正在研究*BDNF*基因被神经电信号诱导表达的分子机制。那天她心血来潮，突然想起楼上实验室有个熟识的朋友正在研究一种好玩的甲基化DNA结合蛋白，名字好像叫MeCP2，就跑到楼上把MeCP2的抗体拿过来做了一个简单的实验，看看MeCP2蛋白会不会结合到*BDNF*基因的启动子上，结果却给了她一个很大的惊喜：MeCP2蛋白居然与*BDNF*基因的启动子有很强的相互作用。难道*BDNF*基因的表达是受DNA甲基化调控的吗？

多年后，格林伯格在学术报告中说起这个无厘头实验的时候，承认这个实验是没有缘由的。但是，很多重要的科学发现就是在这样的偶然之中诞生了。

接下来陈雯她们发现，在神经细胞中，*BDNF*基因的启动子的甲基化水平，是可以被神经电活动很快调控的。DNA甲基化水平的变化往往非常缓慢，需要数十小时甚至更长时间，而在神经系统中发现的DNA甲基化水平的快速变化，提示了相应的DNA甲基化酶与去甲基化酶系统在神经系统中具有独特的调控机制。她们还发现，MeCP2可以调控*BDNF*这种重要神经营养因子的表达，进而提出瑞特综合征的发病原因是不是因为*BDNF*的表达失调呢？

陈雯的朋友在著名分子遗传学家耶尼施（R. Jaenisch）博士的实验室工作。耶尼施是研究表观遗传学的，对DNA甲基化机制有很多系统性的研究。在左格比1999年发现MeCP2这种甲基化DNA结合蛋白的编码基因突变是导致瑞特综合征的原因之后，耶尼施的实验室就开展了关于MeCP2的研究。2001年耶尼施与伯德同时发表了*MeCP2*基因敲除小鼠的研究结果：在*MeCP2*基因敲除小鼠中，也出现了与瑞特综合征病人类似的症状，例如运动能力缺损、频发癫痫等。*MeCP2*基因敲除小鼠成为研究瑞特综合征的一种非常重要的小鼠模型。耶尼施研究组也因此拥有很多与MeCP2有关的实验试剂和动物，如针对MeCP2的抗体和*MeCP2*基因敲除小鼠等。

所有这些研究工作为探索MeCP2、瑞特综合征以及ASD的机制提供了重要的线索。

修复受损的神经环路

在有关MeCP2影响神经系统发育和功能的研究如火如荼进行着的时候，罹患瑞特综合征的小女孩的家长，还在无助地寻找有可能帮助孩子的灵丹妙药。无奈瑞特综合征具备一些独特之处，比如它不是由神经细胞凋亡而导致的神经退行性疾病。因此，研究者根据经验推测，这种病是由于*MeCP2*基因突变而导致的神经系统发育过程的功能失调，而神经系统的发育速度是逐渐放缓的，等大脑逐渐成熟后，发育过程就会停止。那么，在发育早期就被突变的MeCP2破坏的大脑结构，能否在发育过程已基本完成的时候被修复呢？

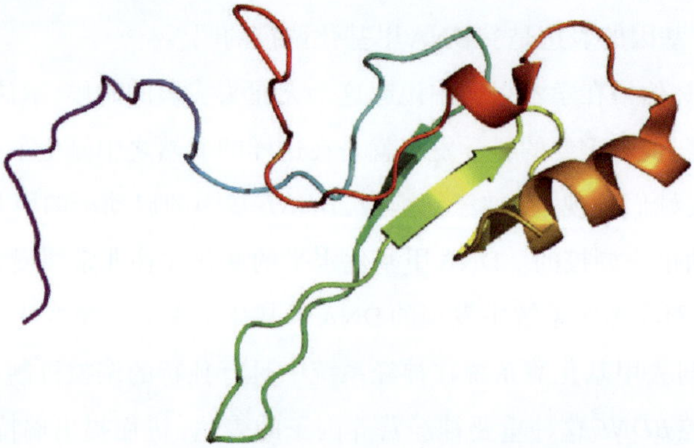

MeCP2蛋白质结构 （图片来源：维基百科）

面对无数瑞特综合征患儿和她们父母无助的目光，伯德研究组启动了这样一个开创性实验。研究者首先在小鼠的*MeCP2*基因前面装上一个“开关”，用来关闭*MeCP2*基因的表达，但这个“开关”可以被药物在需要时打开。该小鼠在刚出生的时候，其*MeCP2*基因是被关闭的，于是出现一系列的疾病表型，比如癫痫、行动困难及容易死亡等。

接下来，研究组的盖伊(J. Guy)博士开展了一系列细致的工作。首先，他一下子大剂量地加入能打开*MeCP2*基因表达开关的药物。在缺失*MeCP2*基因的大脑中突然打开内源性MeCP2，导致MeCP2蛋白快速累积，没想到结果却是灾难性的，小鼠无法承受突如其来的MeCP2蛋白，生长发育受到严重影响，接下来居然死亡了。这好像又是MeCP2蛋白“过犹不及”的魔咒。盖伊更换方法，用小剂量药物慢慢地打开关闭的*MeCP2*基因。经历数年的反复实验，终于来到见证奇迹的时刻！

这些由于缺失*MeCP2*基因，已经表现出严重疾病症状，步履蹒跚，眼看就要走到生命尽头的小鼠，在它们大脑中的*MeCP2*基因一点一点地被打开后，脑中的MeCP2水平开始缓慢提升，严重病症一点一点地被抑制，最后行动状态恢复正常，癫痫也消失了，大脑海马中的神经可塑性也得到了恢复。症状发生了大逆转！

这个实验第一次证明，已发育成熟的大脑，仍具备很大的潜能。丧失MeCP2的大脑发育出现各种缺陷，但在整个机体已经成年之后，再给予缺失的关键蛋白质，大脑中错综复杂的受损神经环路仍可以恢复正常功能。这个实验也为瑞特综合征的治疗打开了一扇新的大门，同时提示，由于基因突变而导致其他ASD的患者，也许都可以通过适量的基因治疗而重获健康。

世界各国对ASD的研究正在全面展开。遗传学家用最先进的测序技术继续寻找与自闭症有关的基因。分子生物学家与生物化学家发现多年前曾经研究过的蛋白质，在神经系统里往往具有重要的功能，进而投身神经生物学研究领域。期待从基础到临床的转化研究，能为自闭症从准确诊断到最终治疗贡献力量。对于自闭症这样一种复杂的神经系统疾病的研究，必须靠多学科交叉合作，才能取得实质性进展。期待在自闭症研究中，遗传学家、分子生物学家与神经科学家通力合作，早日改变患者被基因突变所决定的命运！

参考文献

Amir R E, Ib V D V, Wan M, et al. 1999. Rett syndrome is caused by mutations in X-linked MeCP2, encoding methyl-CpG-binding protein 2. Nature Genetics, 23(2): 185–188.

Chen W G, Chang Q, Lin Y, et al. 2003. Derepression of BDNF transcription involves calcium-dependent phosphorylation of MeCP2. Science, 302(5646): 885–889.

Guy J, Gan J, Selfridge J, et al. 2007. Reversal of neurological defects in a mouse model of Rett syndrome. Science, 315(5815): 1143–1147.

Lewis J D, Meehan R R, Henzel W J, et al. 1992. Purification, sequence, and cellular localization of a novel chromosomal protein that binds to methylated DNA. Cell, 69(6): 905–914.

Martinowich K, Hattori D, Wu H, et al. 2003. DNA methylation-related chromatin remodeling in activity-dependent BDNF gene regulation. Science, 302(5646): 890–893.

Nan X, Campoy F J, Bird A A. 1997. MeCP2 is a transcriptional repressor with abundant binding sites in genomic chromatin. Cell, 88(4): 471–481.

Ramocki M B, Peters S U, Tavyev Y J, et al. 2009. Autism and other neuropsychiatric symptoms are prevalent in individuals with MeCP2 duplication syndrome. Annals of Neurology, 66(6): 771–782.

被印刻的天使

| 仇子龙

天使综合征与*Ube3a*基因

天使综合征，又称安格曼综合征（Angelman syndrome），是一种从儿童时期发病的严重发育性疾病。天使综合征的发病率约为1/15 000，患者有癫痫、发育迟缓、语言发育障碍及运动障碍等严重症状，但是常常面露笑容，显示出天使般的神态，因此被称为天使综合征。1965年英国儿科医生安格曼（H. Angelman）首先发现并系统描述了这种疾病，它因此而得名。科研工作者和医生对其病因进行了数十年的研究，发现它仿佛是遗传性的，但是好像又不遵循经典的孟德尔定律。研究者发现，只有患儿携带从母亲那里遗传来的基因突变时才会患病。这究竟是为什么呢？

1993年，美国国立肿瘤研究所豪利（P. Howley）博士的实验室发现了一种人类乳头瘤病毒致病的奇特机制。当乳头瘤病毒HPV-16感染人类宿主细胞以后，病毒所携带的蛋白质E6会招募宿主本身的一种蛋白质——E6相关蛋白（E6-associated protein，E6AP），进而对重要的抑癌蛋白p53进行降解，宿主细胞因此失去抵抗能力，被病毒感染以后发生异常扩增而导致疾病。这种病毒依赖“内奸”来关闭宿主防御能力的机制，真可以说聪明绝顶了。那一定是病毒与宿主在漫长进化过程中相互斗争的成果。

研究者将这个宿主内的“内奸”基因克隆出来，命名为*E6AP*基因。接下来，在贝勒医学院从事医学遗传学研究的博德特（A. Beaudet）博士发现，这个基因所属的染色体区段很可能与天使综合征有关，而且它位于15号染色体的长臂上（15q11—13）。该区段有个非常独特的特性：位于其上的基因是被做了特殊印记的，生物学上称作

"基因印刻"(gene imprinting)。研究者接着用人类遗传学方法研究发现,*E6AP*基因的突变确实是导致天使综合征的罪魁祸首。

让我们在介绍基因印刻之前,先说说这个基因编码的蛋白质。*E6AP*基因所编码的蛋白质也十分重要,属于细胞的回收站——泛素化蛋白酶体的核心组分之一。

细胞的蛋白质回收工厂——蛋白酶体

生物体内的蛋白质主要通过两条途径发生降解,一条是泛素-蛋白酶体途径,还有一条是自噬-溶酶体途径。蛋白质降解不仅仅起垃圾处理(清理失活蛋白质)的作用,也是细胞进行正常生理活动所需要的,比如细胞周期的进行及免疫应答等。

泛素(ubiquitin)是一种广泛存在于真核生物中的小分子蛋白质,仅含有76个氨基酸残基,在进化上高度保守。在泛素-蛋白酶体途径中,存在三种主要的酶——E1、E2和E3。E1与E2负责将泛素蛋白进行活化和做转移准备,E3(泛素连接酶)则负责将活化的泛素连接到即将被降解的蛋白质上。这样被标记好的蛋白质,就被送到细胞的"蛋白质回收再利用工厂",进行分解反应。人体细胞中存在两种E1分子和至少25种E2分子,以及超过300种的E3分子。在泛素化修饰过程中,对底物蛋白质的特异性识别是由众多E3分子完成的。

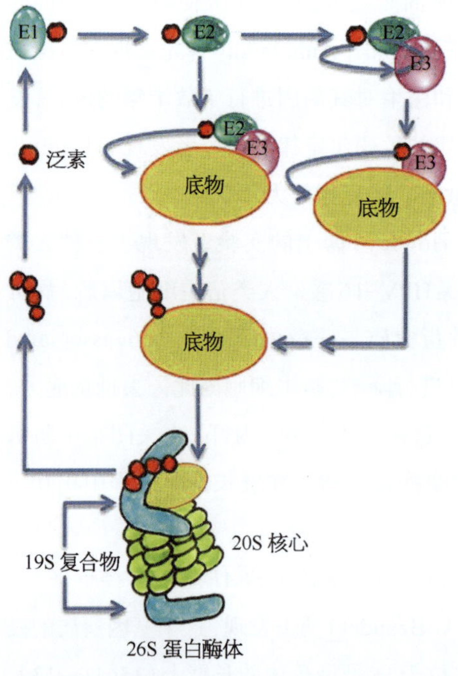

泛素-蛋白酶体途径 (周桢宁 绘制,改自http://ocw.mit.edu)

由这个"内奸"基因*E6AP*所编码的蛋白质,就是一种重要的E3蛋白分子。所以,E6AP又得到了另外一个名字——泛素蛋白连接酶3A(ubiqutin-protein ligase 3A, Ube3a)。这个"内奸"基因所编码的蛋白质在没有外敌入侵的时候,老老实实并不做坏事;但是当病毒入侵的时候,却帮助病毒"干掉"了细胞的守卫——抑癌基因*p53*,导致机体的细胞发生异常增殖而产生肿瘤。这个重要的机制与天使综合征的发生是否有关系呢?上文提到的贝勒医学院博德特博士的团队在1998年发现，*Ube3a*基因的突变确实可以导致在神经元中积累过多的p53蛋白。

那么在神经元中，Ube3a是否也行使类似的功能，与某些入侵的“外敌”里应外合，对p53蛋白进行降解？在神经元中，这个过程仿佛是正常生理活动所需要的，因为*Ube3a*突变可造成过多的p53蛋白堆积而致病。Ube3a蛋白在神经元中的具体功能，是神经生物学一个悬而未决的问题，正在被世界各国科学家们研究着。

神秘的基因印刻与过犹不及

基因印刻是生物学家在20世纪80年代发现的一种奇特现象。在有性繁殖的高等生物中，虽然父母各对子代贡献50%的遗传物质，但这种看上去对等的遗传物质，对子代的贡献却是不同的。有一些基因在子代中的活性取决于它们是来自父本还是母本。比如这个*E6AP/Ube3a*基因所在的15q11—13染色体区段，就是著名的基因印刻区域。子代中来自母本的该染色体区段活性正常，但是来自父本的该染色体区段则被沉默。因此，如果来自母本的这个染色体区段上的基因带有突变，就会导致机体丧失该基因的正常功能。值得一提的是，目前在人类基因组中有近200个被印刻的基因，而且大多数的基因印刻发生在大脑中。也就是说，被印刻基因的父本和母本拷贝在其他组织中都是活性等同的，只有在神经系统中才会发生父本或母本被特异性沉默的现象。

天使综合征患儿中绝大部分是因为机体里来自母本的*Ube3a*基因发生了突变，因此不能维持Ube3a的正常功能，从而导致患病。那么来自父本的*Ube3a*基因为什么要被沉默呢？难道是细胞中的Ube3a蛋白需要维持在一定水平上吗？1997—1998年，一系列的遗传学研究发现，包括*Ube3a*基因在内的15q11—13基因印刻区段（而且是具有活性的母本拷贝）如果发生染色体倍增的话，会导致患者出现自闭症的症状。这说明，Ube3a过多会对机体产生过犹不及的破坏作用。

我们在上文中已经知道，MeCP2蛋白对于大脑的功能也是过犹不及的。MeCP2蛋白的编码基因发生突变，会导致瑞特综合征，而倍增则直接导致自闭症。从Ube3a对大脑的作用中，我们又看到了类似的现象：神经系统的功能往往需要准确的蛋白质水平才能维持，过多或者过少都不行。这与神经系统发挥功能作用的基本原理有关：神经系统中神经元之间的通讯单元是突触，而突触的功能依靠数百种蛋白质分子来维持，蛋白质过多或者过少都会影响突触的功能。

唤醒沉默的基因

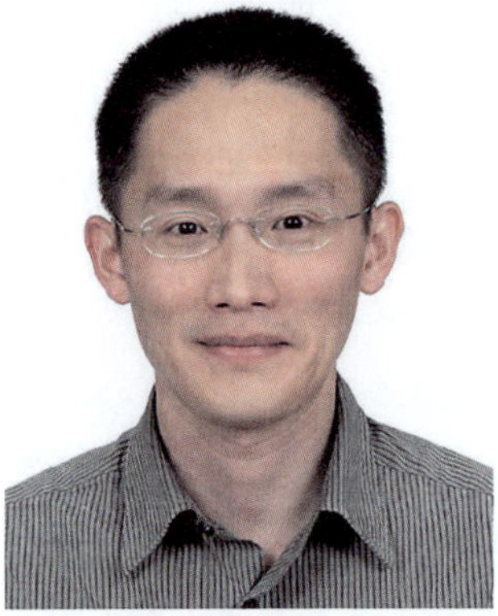

黄宪松博士

面对罹患天使综合征孩子们可爱的笑脸，无数的医生和科学家都在竭力设法找到能够改善这些患者各种严重症状的良药。他们体内来自母亲的*Ube3a*基因发生了突变，而来自父亲的*Ube3a*基因则被生物体自身的机制沉默着。我们是否能再一次逆转基因决定的命运，唤醒沉睡的父本*Ube3a*基因呢？

2011年，在美国北卡罗来纳大学教堂山分校菲尔波特（B. D. Philpot）教授实验室从事博士后研究工作的黄宪松博士（来自中国台湾）经过了数年的研究以后，终于看到了曙光。研究者以*Ube3a*基因被特异性敲除的小鼠作为研究天使综合征的动物模型，这些缺失了*Ube3a*基因的小鼠会发生癫痫、学习与记忆障碍、运动障碍等与患天使综合征的小朋友类似的一系列症状。黄宪松博士从缺失了母本*Ube3a*基因的小鼠中取出神经元，培养在培养皿中，并用多达2 306种的化合物进行筛选，观察哪种化合物能够打开父本的*Ube3a*基因。

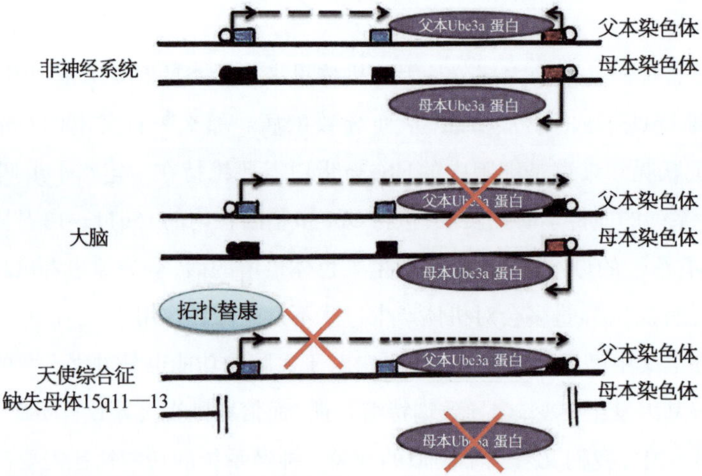

天使综合征患者的*Ube3a*基因　*Ube3a*基因的父本和母本拷贝在其他组织中都是同等活性的；在神经系统中父本*Ube3a*基因被沉默，母本*Ube3a*基因正常表达；在天使综合征患者的神经元中，来自母本的*Ube3a*基因发生突变；在DNA拓扑异构酶抑制剂拓扑替康（topotecan）的干预下，来自父本的被沉默的*Ube3a*基因被打开。（改自Chamberlain，Lalande，2010）

说到这，我们先简单地说说父本的*Ube3a*基因被沉默的生物学机制。在基因组上，基因被沉默的最普遍方式是DNA区段受甲基化修饰，比如上文介绍的MeCP2就是一个用结合甲基化DNA的方法来沉默目标基因的蛋白质。因此研究者一开始以为，父本的*Ube3a*也是通过甲基化的机制而被沉默的。但是当研究深入下去以后，研究者发现了完全不同的情况。在染色体的15q11—13区段与父本*Ube3a*基因反向的位点上，会表达一个非编码的RNA。这个非编码RNA会一直产生覆盖父本*Ube3a*基因的部分，导致父本*Ube3a*基因无法正常表达。这种反义RNA所介导的基因沉默机制，就是生物体用以在大脑中关闭父本*Ube3a*基因表达的方法。

黄宪松博士在进行了2 000多种化合物的筛选之后惊喜地发现，有一类化合物居然可以打开沉默的父本*Ube3a*基因！这类化合物叫做DNA拓扑异构酶抑制剂，是20世纪90年代上市的系列抗癌药。DNA拓扑异构酶是肿瘤细胞在快速增殖过程中所必需的一些因子，由此发现了拓扑异构酶抑制剂具有抗癌功能。但是如同其他抗癌药一样，拓扑异构酶抑制剂对人体也会引起像恶心、呕吐、免疫系统受损等的严重副作用。

黄宪松博士首先发现了一系列的拓扑异构酶抑制剂可以在培养皿里成功地打开神经元中被沉默的父本*Ube3a*基因，而且原理就是这些拓扑异构酶的抑制剂可以阻断那个抑制了父本*Ube3a*基因表达的反义非编码RNA的产生。他接下来用拓扑异构酶抑制剂对缺失了母本*Ube3a*基因的小鼠进行了实验。结果发现，用静脉注射和脑内直接定点注射的方法，都可以有效地打开被沉默的父本*Ube3a*基因，而且所产生的Ube3a蛋白具有正常的功能。科学家们正在研究是否可以用拓扑异构酶抑制剂来缓解*Ube3a*基因敲除小鼠的各种类似于人类天使综合征的症状。因为拓扑异构酶抑制剂本身对人体的毒性也很大，所以尽量减小药物的毒性及增强有效性都是亟须解决的问题。

天使综合征是与自闭症谱系障碍（ASD）一样严重影响青少年身心健康的一类发育性神经系统疾病，而且天使综合征的致病基因*Ube3a*也与自闭症有着非常密切的关系。由此看来，有关天使综合征的科学研究对于自闭症的神经生物学研究，也有着非常重要的借鉴意义。大脑中的基因印刻现象一直是个未解之谜，高等生物体为什么要在大脑里特异性地产生如此之多的基因印刻？这些被印刻的基因与大脑的正常功能有什么关系？基因印刻与ASD有什么关系？这些都是世界各国科学家正在研究着的课题。

从拓扑异构酶抑制剂对天使综合征小鼠模型的作用中，我们可以看到人类战胜各种遗传性疾病的一线曙光。然而科学的发展并非可以一蹴而就，往往需要数年、数十年的基础研究工作。随着生命科学与医学的飞速进步，我们毫不怀疑在不远的将来，人类会攻克绝大部分的严重疾病。当然这需要全社会对基础科学研究加以非功利性的、长远的支持，让科学工作者在探索未知世界的同时造福人类社会。

参考文献

Chamberlain S J, Lalande M. 2010. Angelman syndrome, agenomic imprinting disorder of the brain. J Neurosci, 30: 9958–9963.

Cook E H Jr, Lindgren V, Leventhal B L, et al. 1997. Autism oratypical autism in maternally but not paternally derived proximal 15q duplication. Am J Hum Genet, 60: 928–934.

Huang H S, Allen J A, Mabb A M, et al. 2011. Topoisomerase inhibitors unsilence the dormant allele of Ube3a in neurons. Nature, 481: 185–189.

Huibregtse J M, Scheffner M, Howley P M. 1993. Cloning and expression of the cDNA for E6-AP, a protein that mediates the interaction of the human papillomavirus E6 oncoprotein with p53. Mol Cell Biol, 13: 775–784.

Jiang Y H, Armstrong D, Albrecht U, et al. 1998. Mutation of the Angelman ubiquitin ligase in mice causes increased cytoplasmic p53 and deficits of contextual learning and long-term potentiation. Neuron, 21: 799–811.

Kishino T, Lalande M, Wagstaff J. 1997. UBE3A/E6–AP mutations cause Angelman syndrome. Nat Genet, 15: 70–73.

Massachusetts Institute of Technology. 2017. MIT open course ware. http: //ocw.mit.edu, 2017-04-15.

Matsuura T, Sutcliffe J S, Fang P, et al. 1997. De novo truncating mutations in E6-AP ubiquitin-protein ligase gene (UBE3A) in Angelman syndrome. Nat Genet, 15: 74–77.

Nakao M, Sutcliffe J S, Durtschi B, et al. 1994. Imprinting analysis of three genes in the Prader-Willi/Angelman region: SNRPN, E6-associated protein, and PAR-2(D15S225E). Hum Mol Genet, 3: 309–315.

Scheffner M, Huibregtse J M, Vierstra R D, et al. 1993. The HPV–16 E6 and E6-AP complex functions as a ubiquitin-protein ligase in the ubiquitination of p53. Cell, 75(3): 495–505.

Schroer R J, Phelan M C, Michaelis R C, et al. 1998. Autism and maternally derived aberrations of chromosome 15q. Am J Med Genet, 76: 327–336.

仇子龙. 2013. 甲基化DNA结合蛋白MeCP2的神秘使命. 生命的化学, 33(2): 26–30.

自闭症的前世今生

| 仇子龙

在1930年代奥地利维也纳的阿斯伯格(H. Asperger)医生与1940年代美国的坎纳(L. Kanner)医生都发现有这么一类奇怪的孩子，他们仿佛只活在自己的世界中，不愿与别人交流。这些孩子往往有一些重复刻板的动作，不太说话或者语言模式古怪，缺乏沟通和语言交流，人们给这种病起了一个名字：自闭症(autism)。在自闭症被发现后的半个多世纪中，医生还发现自闭症儿童除了具有经典症状外，其中少数人具有超强的机械记忆力和数学、音乐等方面的特殊才能。

近年来，随着社会大众对自闭症的不断关注，大量国内外描写自闭症的影视作品纷纷出现，让人们对这种神秘的疾病充满了好奇。自闭症究竟是什么原因导致的？目前自闭症的发病率究竟有多少？能否治愈？随着医学与科学的发展，临床医生与科学家紧密合作，已对自闭症的起因与发展有了一些了解。科学家在研究自闭症的过程中发现，人类许多精神症状与基因关系密切，人类在研究自闭症的过程中也更深刻地认识了自身。

先天生成与后天形成

最早研究自闭症的时候，坎纳医生认为这种病可能是父母对孩子的过分冷漠而导致的。这样，完全由后天因素导致自闭症的观点曾经流行了很长时间，一直到研究者发现在一个家庭中，如果一个孩子患有自闭症，其他孩子也是自闭症患者的概率大大上升，并且家族中出现自闭症患者，家族内其他成员罹患自闭症的概率也大大上升。这些说明自闭症具有比较明确的家族遗传模式，提示自闭症与遗传因素密切相关。

疫苗疑云与遗传之谜

1998年国际医学学术期刊《柳叶刀》(*Lancet*)发表了一篇报道，英国韦克菲尔德(A. Wakefield)医生发现8位儿童在接种了麻疹、腮腺炎和风疹疫苗(MMR)后一个月内开始出现了自闭症症状，因而怀疑MMR疫苗接种有可能导致自闭症。此研究掀起一场轩然大波，无数家长担心孩子安全而不敢给孩子接种MMR疫苗。在之后的十余年中，疫苗与自闭症的关系始终扑朔迷离。2010年2月，经过严格的调查发现，这篇文章的作者对研究的原始数据存在着选择性选用，而且存在收受律师协会贿赂等情节，《柳叶刀》宣布撤销了这篇引起很大争议的文章。韦克菲尔德也被英国吊销了行医执照。美国疾病控制与预防中心在2011—2013年接连发布了一系列研究结果，通过大规模的数据分析及实验证明，8种用于小儿免疫接种的主要疫苗十分安全，不会导致自闭症。

尽管官方已出具权威的报告，民众始终很难完全放心，究竟给孩子接种疫苗是否安全？随着科学研究的进展，这些未解之谜慢慢被揭开。首先，必须寻找导致自闭症的罪魁祸首——遗传因素。

科学家从20世纪最后10年开始了寻找自闭症易感基因的竞赛。有趣的是，遗传性疾病与基因突变的关系也在对自闭症的研究中得到重新认识。传统的观点认为，遗传性疾病往往可以找到少数几种明确的致病基因，比如镰状细胞贫血往往由编码血红蛋白的基因发生突变所致，各种癌症也往往与癌基因的突变紧密相关。当研究者在收集成百上千例自闭症患者及其直系亲属的遗传样本后，运用经典的基因组关联分析(genome-wide association study, GWAS)方法，却极少能找到自闭症患者中出现明确的致病基因。并发现自闭症患者中发生的遗传突变往往因人而异，各人之间大多不一样，很少有共同的致病基因，基因组关联分析法在寻找自闭症致病基因的过程中陷入了困境。而恰恰在这个时刻，生物学一场革命的悄悄到来，给自闭症致病基因的筛查带来了希望。

人类基因组计划

人类基因组终于在世界各国科学家共同努力下，在20世纪最后10年被成功破译，组成人类基因组的30亿个碱基被测序完成，这个庞大的项目被称作人类基因组计划(Human Genome Project)。人类终于可以对自己的遗传信息有全面的认识。

当初并没有人可以预见，十几年前需要天价才能完成的基因组测序，由于测序技术的飞速发展，目前的价格已下降到令人咋舌的地步：在20世纪需要世界各国科学家花费30亿美元10年时间得到的人类基因组全序列，在21世纪的今天，用最新的测序机器可以在几周之内，以数千元人民币的价格完成！

在基因组测序已经变成检测基因突变的日常手段的时候，该如何寻找自闭症的致病基因呢？目前的基因组测序比较常用的方法包括获取基因组全部信息的全基因组测序（whole-genome sequencing, WGS）和获取编码蛋白外显子组全部信息的全外显子测序（whole-exome sequencing, WES）。由于测序准确、价格便宜，全外显子测序成为科学家寻找遗传疾病致病基因普遍采用的一种方式。

在过去5年中，尤其是在2014年，一系列通过收集上千例自闭症病例的研究，利用全外显子测序等方式全面寻找了自闭症可能的致病基因，找到的相关基因突变约100多个。这100多个基因的突变是如何导致自闭症的？

神经科学研究

既然遗传学无法破解基因突变与自闭症的相互关系，那么可否借助神经科学的研究，来确定某种基因的突变究竟是否会导致自闭症。

自闭症是一种精神疾病，同属于精神疾病范畴的还包括精神分裂症、双向情感障碍及抑郁症等。精神疾病不同于神经退行性疾病，如阿尔茨海默病（又称老年痴呆症）与帕金森病等，并没有明显的神经元病变。面对精神疾病患者，往往需要磁共振等脑成像工具来对大脑进行无创伤的研究。而自闭症患者往往是少年儿童，他们往往很难与人正常沟通，不易采集高质量的脑成像。因此世界各国对于自闭症的脑成像研究一直进展缓慢。

对神经生物学家来说，首先要解决的问题是，究竟这些在自闭症病人中发生突变的基因对神经系统有哪些重要的功能？科学家在对自闭症的遗传分析中发现，许多突触蛋白的编码基因发生了突变。突触（synapse）是大脑的基本组成单元，是神经细胞之间进行通讯的基本单位。突触中有许多蛋白质有重要功能，突触本身具有可塑性，即对突触进行一系列的刺激后，突触会发生更容易激活或更容易抑制的变化。这种可塑性很可能是大脑实现学习记忆和情绪反应等认知功能的神经生物学基础。

找到了那些与神经细胞突触传导功能关系密切的基因后，需要探究其发生突变后所产生的结果。首先，在自闭症患者中这些基因突变是否影响其编码蛋白的正常功能。其次，运用基因工程方法，在模式动物（例如啮齿类或非人灵长类）中引入自闭症相关的基因突变。在含有同样基因突变的动物模型中，观察是否有可能出现类似自闭症的症状。神经科学研究者在过去10年中对这两大问题进行了深入研究。

突触蛋白与自闭症

在自闭症患者身上发现的一大类基因突变都发生在一些在突触中起黏联功能的蛋白的编码基因中，这类突触黏联蛋白负责把突触连接起来。这个家族蛋白中的神经配蛋白（neuroligin）位于突触的接收端，而神经连接蛋白（neurexin）位于突触的信号发放端，它们相互作用使神经细胞间得以进行正常的信号传递。neurexin蛋白和neuroligin蛋白于1992—1995年被聚德霍夫（T. Sudhof）教授用生物化学的方法纯化出来。在自闭症中的遗传筛选分析大多都是如此，找到很多在自闭症患者身上发生突变的基因都是以前被发现有重要功能的蛋白编码基因。当它们被发现在自闭症患者中有突变的时候，研究者才意识到它们的重要性。

聚德霍夫在得知neuroligin-neurexin家族蛋白的编码基因在自闭症患者中发生突变后，立即进行了大量研究工作，其中最著名的研究即是2007年将在自闭症患者中找到的一个基因突变neuoroligin 3 R451C移植到小鼠中，将小鼠的同源基因neuroligin 3也在同样位点做了基因突变。这个携带有与人类自闭症相同突变的小鼠，居然表现出与人类自闭症患者非常相似的表型，表现出重复刻板和不愿意与同伴小鼠交往等行为。深入的研究发现，携带neuroligin 3 R451C突变的小鼠大脑中，抑制性突触比正常小鼠的多，功能更强。这项研究首次成功地在小鼠中显示了人类自闭症的表型，也提示可以用基因工程的方法，在动物模型中模拟人类自闭症，探讨发病原因，并筛选改善和治疗自闭症的药物。

基因的过犹不及

在自闭症的遗传学研究中，除导致突触蛋白结构变化的编码基因突变外，近年来还发现有另外一类的基因突变，表现为一段染色体区域的倍增或缺失，即拷贝数变异（copy number variation）。拷贝数变异也是在完成了人类基因组测序之后才被发现的。染色体区段的缺失往往导致基因的丢失，而染色体区段的倍增则会导致基因过多。原来除了基因突变导致蛋白质丧失功能，居然某些基因过多也会导致对神经系统的破坏。

2009年医生和科学家发现，在一些严重自闭症患者中，一个甲基化DNA结合蛋白MeCP2（methyl CpG-binding protein 2）的编码基因出现拷贝数的倍增。MeCP2是一个甲基化DNA结合蛋白，具有调控基因表达的重要功能。1999年左格比（H. Zoghbi）教授发现一种严重的神经发育性疾病——瑞特综合征（Rett syndrome），也与*MeCP2*基因突变密切相关，95%的瑞特综合征患者携带的*MeCP2*基因发生缺失功能的突变。瑞特综合征患者因为有部分与自闭症患者类似的表型，早期也被归为自闭症谱系障碍（autism spectrum disorders）的一种。因此这些证据表明，基因表达的表观遗传学调控与神经系统的发育和功能密切相关，如果失调可能导致神经发育性疾病，例如自闭症等。

经过数年的深入研究，科学家发现MeCP2蛋白确实对神经元的突触功能有重要影响。接下来，研究者陆续制作了多种*MeCP2*基因敲除与转基因的小鼠模型，来观察如果小鼠携带有过多的MeCP2蛋白，是否能表现出类似自闭症的表型。2006年左格比研究组将人*MeCP2*基因转入小鼠后，惊奇地发现携带人类*MeCP2*基因的转基因小鼠表现出焦虑水平上升和社会交往行为缺陷等类自闭症表型。这个小鼠模型极大地推动了自闭症的研究，人们可以研究过多的MeCP2蛋白究竟如何影响大脑发育，更重要的是，这个模型或许能告诉我们，含有自闭症基因突变的哺乳类大脑在发生社交障碍的时候，大脑里究竟发生了什么。

免疫导致的自闭症动物模型

2007年帕特森（P. Patterson）教授研究组发现用给怀孕母鼠注射白介素6（IL–6）的方法可以诱导子代小鼠出现明显的类自闭症与精神分裂症表型，这种方法被称为母源免疫激活（maternal immune activation，MIA）。研究者发现，在MIA诱导的类自闭症小鼠模型中出现了代谢系统紊乱，而改善代谢紊乱的药物居然可显著改善MIA小鼠模型的自闭症表型。

这些研究结果令人振奋，但是同时必须认识到，自闭症的起因多种多样，用MIA方法诱导的模型是否能够完全模拟人类自闭症还需深入研究。例如需要将MIA模型与其他自闭症基因突变小鼠进行仔细比较，并研究在MIA模型中出现的代谢异常等现象是否在其他自闭症小鼠模型中也会出现。

更接近人类的自闭症动物模型

虽然通过在小鼠中引入与人类自闭症相关的突变，进而研究自闭症基因突变如何影响大脑发育，已经有很多重要发现，但是人们始终疑惑的是，像自闭症这种复杂的精神疾病，能否用啮齿类来准确模拟呢？能否确定小鼠的类自闭症状与人类的自闭症足够相像呢？更重要的是，人类的大脑沟回很多，整体大脑的体积与复杂程度，是啮齿类动物的大脑完全无法比拟的。目前在小鼠中尝试成功的一些神经疾病药物结果，在人类患者身上的临床试验很少获得成功。因此，是否可以用进化上与人类尽可能相近的生物来构建自闭症动物模型，还是一个问题。

从2013年开始兴起的基因编辑技术，为直接操作与人类亲缘关系最近的非人灵长类（猴类）动物提供了巨大便利。2014年，中国科学家陆续报道了一系列利用非人灵长类制作疾病动物模型的工作，包括瑞特综合征与帕金森病等。2016年1月，中国科学家报道运用基因工程方法，首次得到携带自闭症基因*MeCP2*的转基因猴，并证明这些携带有人类自闭症基因的转基因猴，可以稳定地将自闭症基因传至下一代。这些携带人类自闭症基因的*MeCP2*转基因猴，表现出与人类自闭症患者非常相似的重复刻板行为与社交行为障碍。对这些转基因猴的脑成像研究正在开展，这些动物模型将提供基因与大脑结构关系的第一手证据，为认识基因怎样调控灵长类大脑发育与结构提供重要线索。

有了这些携带人类疾病基因的灵长类模型，就有可能在更接近人类的动物系统中研究这些基因突变怎样改变灵长类动物大脑，进而获得更接近人类的药物筛选系统。

自闭症研究的未来

自闭症是一种异常复杂的精神疾病，对医学与神经科学研究提出了巨大挑战。自闭症研究让我们认识到，人类的复杂社交行为有可能是通过精妙的神经环路来调控的。因此对自闭症的科学研究，将为深入认识人类社交行为的神经环路基础，提供重要线索。

得益于DNA测序技术的飞速进步，未来对自闭症的遗传分析可以更加深入和全面，可以揭示以前无法找到的基因突变与染色体结构变异。在对疾病基因的神经生物学研究方面，科学家也将积累更多的数据，有助于对某些基因突变是否与疾病相关的判断。笔者相信神经科学在自闭症动物模型中的研究，在不远的将来，一定会帮助我们找到基因突变如何导致自闭症的机理和有效的干预方法。

参考文献

Amir R E, Van Den Veyver I B, et al. 1999. Rett syndrome is caused by mutations in X-linked Mecp2, encoding methyl-Cpg-binding protein 2. Nature Genetics, 23(2): 185–188.

Hsiao E Y, Mcbride S W, Hsien S, et al. 2013. Microbiota modulate behavioral and physiological abnormalities associated with neurodevelopmental disorders. Cell, 155(7): 1451–1463.

Jamain S, Quach H, Betancur C, et al. 2003. Mutations of the X-linked genes encoding neuroligins nlgn3 and nlgn4 are associated with autism. Nature Genetics, 34(1): 27–29.

Kanner L. 1946. Irrelevant and metaphorical language in early infantile autism. Am J Psychiat, 103(2): 242–246.

Lai M C, Lombardo M V, Baron-Cohen S. Autism. Lancet, 2014, 383(9920): 896–910.

Liu H L, Chen Y C, Niu Y Y, et al. 2014. Talen-mediated gene mutagenesis in rhesus and cynomolgus monkeys. Cell Stem Cell, 14(3): 323–328.

Ramocki M B, Peters S U, Tavyev Y J, et al. 2009. Autism and other neuropsychiatric symptoms are prevalent in individuals with Mecp2 duplication syndrome. Annals of Neurology, 66(6): 771–782.

Samaco R C, Mandel-Brehm C, Mcgraw C M, et al. 2012. Crh and oprm1 mediate anxiety-related behavior and social approach in a mouse model of Mecp2 duplication syndrome. Nature Genetics, 44(2): 206–211.

Sebat J, Lakshmi B, Malhotra D, et al. 2007. Strong association of de novo copy number mutations with autism. Science, 316(5823): 445–449.

Tabuchi K, Blundell J, Etherton M R, et al. 2007. A neuroligin-3 mutation implicated in autism increases inhibitory synaptic transmission in mice. Science, 318(5847): 71–76.

Weiss L A, Arking D E, Consortium J H A. 2009. A genome-wide linkage and association scan reveals novel loci for autism. Nature, 461(7265): 802–808.

当猴子患上自闭症

| 李 霄 仇子龙

在大众的印象中，自闭症（autism）像是一种性格标签，可以贴在那些不善社交、少与别人交流、性情内向的人身上。然而对于医学和神经科学相关的专业人士而言，自闭症却不是一张“意如其名”的标签，可以用来形容那样性格的人。

自闭症的表现

自闭症的首次临床定义是在20世纪30—40年代，由奥地利医生阿斯伯格（H. Asperger）与美国医生坎纳（L. Kanner）共同提出。经过几十年的发展，医学界认为自闭症是一类广泛性的神经系统发育性疾病，包括瑞特综合征（Rett syndrome）、阿斯伯格综合征（Asperger syndrome）、童年瓦解性障碍等病症。由于是发育性疾病，患者从婴幼儿期便开始发病，主要病因是影响大脑发育过程的一些基因发生了突变。其临床表现主要是：对父母不产生依恋，不能与同龄儿童建立伙伴关系等社会交往行为方面的障碍；无法用动作表达自己的意愿，语言运用和理解能力缺失等交流性障碍；无法对玩具感兴趣，重复蹦跳，重复机械性动作等兴趣缺失及重复刻板性行为，另有少量患者还会出现癫痫、智力低下、个体发育迟缓等较严重病症。

近几十年来，随着生命科学的发展，对于自闭症的研究和理解也越来越深入，从早期临床病理层面逐步深入到细胞和分子病理层面，人们对于自闭症的发生、病程进展及治疗有了更全面和精细的了解。目前的研究结果显示：自闭症并不是神经系统的严重损伤，而与神经系统发育过程及功能具相关性，其中最重要的是与神经突触功能与调节息息相关。对于神经系统，神经元是核心，也是最基本的功能单位。神经元彼此间相互连接才能顺畅地传递神经信号，完成最基本的神经功能。而神经元彼此间的连接枢纽构成了大脑行使高级神经活动的基础。神经元间相互连接的界面称为神经突触，由此可以理解突触对于神经系统的重要性。有趣的是，神经元间的连接并不是静态的，而是一直处于动态的变化当中，旧的不需要的突触会消亡，新的突触又会形成。在这此消彼长的过程中，消亡与形成却不是随机的，而是处于精密的调控机制操纵之下的。那些与突触结构及其调控有关的生命源代码——基因，毫无疑问，也与自闭症有着密切而重要的联系。

自闭症的相关基因

在相关的基因中，一个名叫甲基化CpG岛结合蛋白2（*MeCP*2）的基因，以其有趣的特征吸引了研究者的注意。*MeCP*2基因编码一种甲基化DNA结合蛋白，它本身虽不直接参与到神经突触的结构和功能中，却可以通过结合DNA的甲基化CpG岛或是“招募”转录因子，来操纵与神经突触功能及调控相关基因的表达，从而间接地对神经功能造成影响。当*MeCP*2基因因突变或缺失而丧失功能时，可导致瑞特综合征；而当*MeCP*2的基因拷贝数异常增多时，又会导致具自闭症症状的严重疾病，被命名为MeCP2倍增综合征（MeCP2 duplication syndrome）。由此可见，体内*MeCP*2这个基因的表达量如同一架天平，必须保持着精妙的平衡，无论过多或者过少，都会导致神经突触及神经系统功能的异常，从而导致自闭症。

然而，仅仅知道遗传背景和分子机制，对于治疗自闭症还远远不够。如何为发病过程提供一个观察窗口以及为治疗方案提供一个可供测试的动物模型也是非常重要的。近年来，基因编辑技术及模式动物的发展对此类研究提供了非常有利的条件。现有的研究结果报道，*MeCP*2基因敲除的小鼠模型的确展现出与瑞特综合征非常相似的表型，为瑞特综合征的观察和治疗提供了便利；同时，*MeCP*2转基因的小鼠模型也同样建立起来，该模型也展现出明显的社交功能障碍。但自闭症毕竟涉及多种复杂的高级神经活动，如果要为临床研究与治疗提供更为有力的支持，小鼠模型已显得捉襟见肘，需要运用更高级的动物模型。

转基因食蟹猴模型

科学家通过使用慢病毒载体侵染带入外源基因的方法，成功建立在神经系统中特异性表达*MeCP*2基因的转基因食蟹猴模型。通过分子生物学和生物化学方法确定外源*MeCP*2基因已有效插入食蟹猴基因组中，并只在神经系统中进行表达。

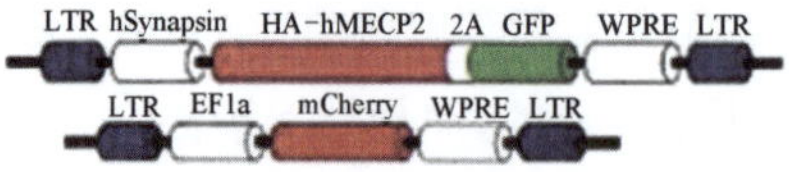

（a）人类*MeCP2*外源转基因载体

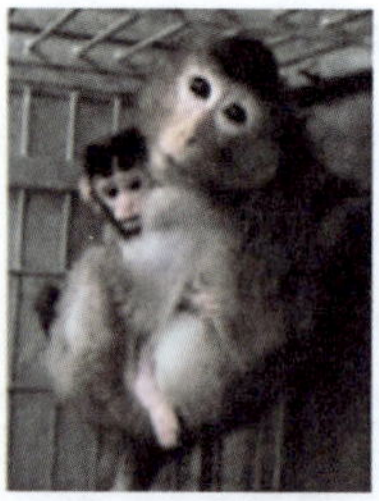

（b）第一代F_0转基因食蟹猴（怀中幼猴）

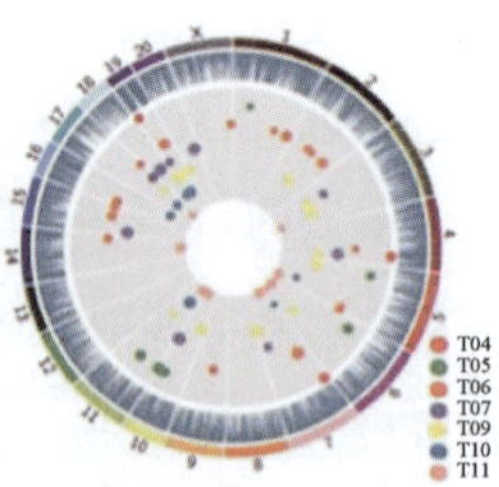

（c）F_0代转基因插入位点的全基因组分布

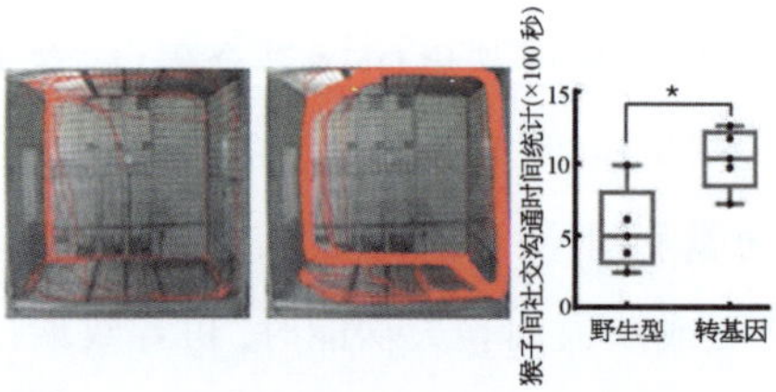

（d）F_0转基因食蟹猴运动模式的异常

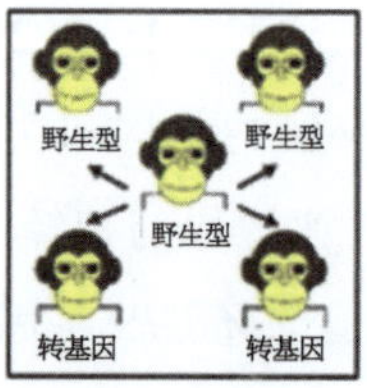

（e）组群内社交行为分析的实验范式

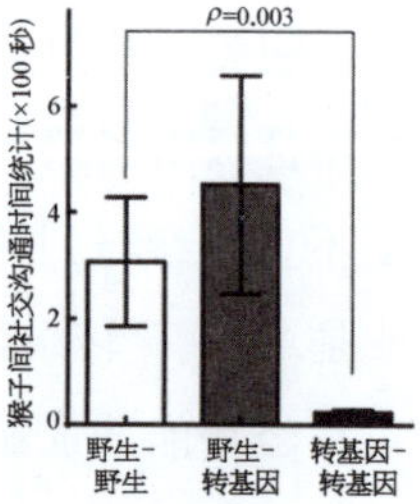

（f）F_0代在社交行为分析中的社交时间统计

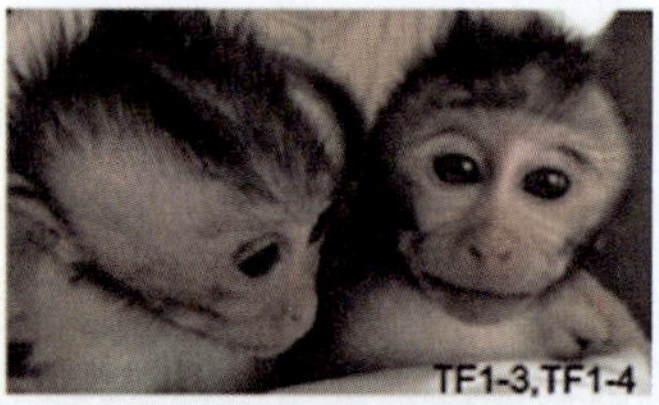

（g）第二代F_1转基因食蟹猴

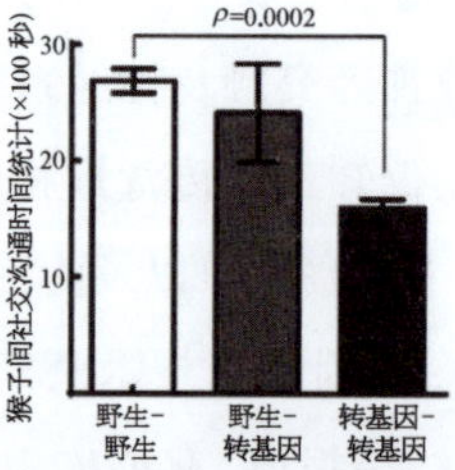

（h）F_1代在社交行为分析中的社交时间统计结果

转基因食蟹猴模型

遗传学层面的操作已经成功，种子既已种下，会在食蟹猴这一非人灵长类动物的土壤中结出怎样的果实？转基因食蟹猴相对于野生型的对照食蟹猴又会展现出怎样的不同？

科学家对*MeCP2*转基因食蟹猴模型进行了长期的体征观察和大量行为学测试。

体征观察与记录中，*MeCP2*转基因食蟹猴表现出明显的体重发育迟缓和血浆中脂肪酸代谢的异常，这两种表型也见于一些自闭症患者的临床表现中。而在行为方面，对食蟹猴进行行动路线追踪的结果显示，转基因食蟹猴会花费更多时间在一重复性路径上进行刻板的走动。而当人为地给予它威胁性刺激时，相对于野生型食蟹猴，*MeCP2*转基因食蟹猴会表现出更强烈的焦虑情绪和敌意。在最为重要的社交行为和能力方面，发现无论在社群内的社交行为，还是与另一只配对的外来食蟹猴的社交行为，转基因食蟹猴的社交频率的统计结果均显著低于野生型对照，该结果对于评估*MeCP2*转基因食蟹猴的类自闭症表型具重要意义。此后，科学家又通过威斯康星认知行为测试对转基因食蟹猴的学习能力进行评估，虽然转基因食蟹猴并没有表现出明显的学习障碍，却出现了被认为是自闭症表征的重复刻板行为。

在自闭症中，遗传是一项重要因素，科学家通过将转基因食蟹猴的精巢组织移植至裸鼠皮下发育成熟，成功地在短期内得到了原代转基因食蟹猴（F_0）的子一代猴（F_1），经过遗传学检测，发现F_0代转基因食蟹猴基因组中的外源插入片段的位点，通过种系传递已经遗传至F_1代子猴的基因组中，并在F_1代子猴中呈现出典型的孟德尔分离现象。显示F_1代子猴从亲代F_0身上遗传了神经系统中特异性过表达*MeCP2*的特点，且针对F_1的配对社交行为检测结果也显示，转基因食蟹猴相较于野生型对照，展现出社交行为频率显著下降的特点，该表型与F_0亲代猴和自闭症患者的临床表型是相似的。

此项研究中，科学家成功建立了神经系统特异性表达*MeCP2*的转基因食蟹猴模型，且该转基因可通过种系传递，遗传给子代。并且在第一代和第二代转基因猴中，*MeCP2*的异常表达都导致了转基因食蟹猴出现明显的类自闭症行为，简而言之，使猴子患上了自闭症。这为研究自闭症的神经科学机理提供了一扇重要的窗口，并为进一步研究自闭症的干预方法提供了坚实的科学基础，最终为自闭症的临床治疗提供良好的动物模型和试验平台。接下来，研究者已开始对患有自闭症的*MeCP2*转基因猴进行详细的脑成像研究，以期待用基因编辑的工具对这些携带自闭症基因的转基因猴进行基因治疗，寻找最终治愈自闭症之路。

参考文献

Liu Z, Li X, Zhang J, et al. 2016. Autism-like behaviours and germline transmission in transgenic monkeys overexpressing MeCP2. Nature, 530: 98–102.

脑技术篇

顾 勇

俗话说,“工欲善其事,必先利其器”,“没有金刚钻,别揽瓷器活”。对大脑奥秘的探索,也正是依赖于技术的进步。

探索大脑奥秘的第一步是“看结构”。“看结构”可以通过肉眼看,借助放大镜和显微镜看,将组织加以染色或荧光染色使得不可见的东西显现之后看,或者使用电子显微镜看。随着科学家对大脑研究的深入,“看结构”的手段将逐步精细和复杂化。譬如说,肉眼只能看到整块的脑组织,而通过使用电子显微镜,科学家可以看到脑细胞内细胞器的结构。

探索大脑奥秘的第二步是“看过程”。一般说来,“看结构”需要把脑组织从整体中分离出来,因此我们所看到的“结构”就好像是一张张静止的截图。然而,我们所感兴趣的是人类多才多艺、八面玲珑、左右逢源的整体能力以及瞬息万变的个体思想之物质基础。静止的结构能够给予我们的提示还是太少。因此,除了静止的结构之外,我们还要看动态的过程。比如说,目前科学家可以观察到的动态过程主要有两种,一是通过荧光标记看结构的动态变化,二是通过不同手段(双光子成像和传统电生理)观察神经元电活动的动态变化。“看过程”不光是观察脑,还可以部分模拟脑的工作原理,这就是人工智能和类脑技术方面的进展。

探索大脑奥秘的第三步是“主动干扰”,也就是人为改变大脑的结构或者电活动。这种技术的目的是双重的。第一,基于“看结构”和“看过程”,科学家提出关于脑功能的假说。采用“主动干扰”的方式,科学家们可以排除不相关的因素,锁定嫌疑因素来检验自己的假说。第二,“主动干扰”的手段或许可应用于临床,以便治疗或者缓解人类的脑疾病。

本篇中“闪闪发光的脑”和“天才可否人造?——漫谈人工智能与神经科学”将介绍“看结构”和“看过程”相关的内容,“大脑的光控开关”、“大脑与电脑的对话:脑机接口”以及“神奇的‘脑起搏器’”将介绍与“主动干扰”相关之内容。

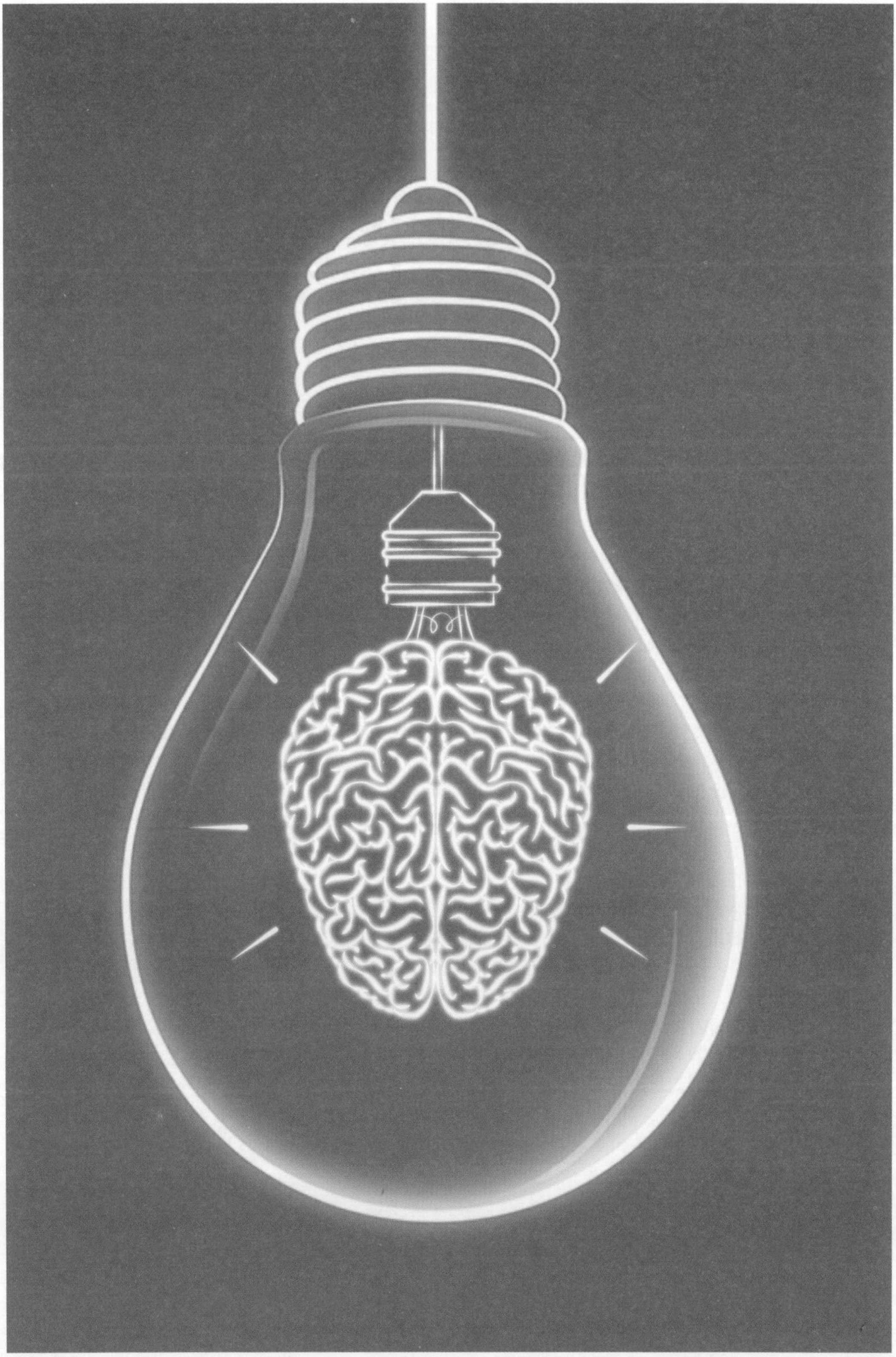

天才可否人造？
——漫谈人工智能与神经科学

| 李澄宇

人工智能之滥觞

12岁的流浪儿匹茨(W. Pitts)被一群黑帮匪徒追打，躲进了一个图书馆。打手们骂骂咧咧地找了一圈之后走了。匹茨却没有离开，他的注意力完全被一套三卷本的书吸引了，那是怀特海(A. N. Whitehead)与罗素(B. Russell)合著的《数学原理》。它是两位大师为纯数学提供逻辑基础的雄心勃勃的大部头著作，努力构建严谨的逻辑体系，把数学命题在自己的体系里一步步推导出来。独立学习了三年之后，15岁的匹茨写信给罗素，向罗素指出在第一卷里的几个错误。罗素马上回信，邀请匹茨去英国学习。匹茨没有去湿冷的英格兰，而是去了芝加哥大学。没有固定生活来源的他，流浪于芝加哥大学的讲堂和校园里，很多时间睡在露天的躺椅上过夜。在进芝加哥大学第一年的时候，芝大的数学教授卡尔纳普(P. R. Carnap)出了一本关于逻辑学的新书，那是在1938年。卡尔纳普不是泛泛之辈，他关于逻辑悖论的论述在20世纪30年代是最完备

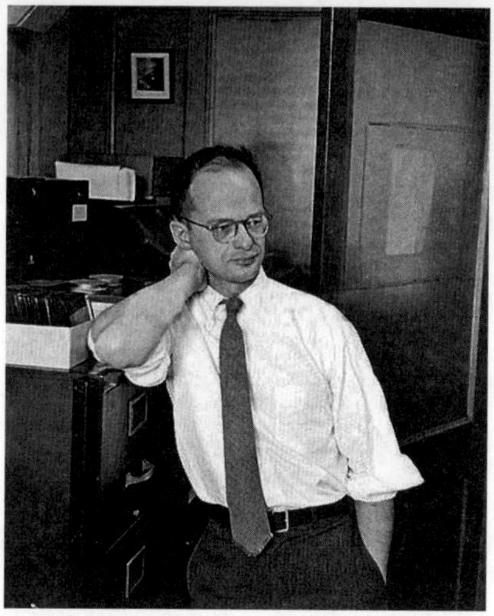

匹茨 (图片来源：http://beta.inmagine.com/)

的。一天，15岁的匹茨走进卡尔纳普的办公室，手里拿着写满自己注释的卡尔纳普的新书，向卡尔纳普提出对书中几个地方的尖锐评论。经过最初的震惊之后，卡尔纳普开始反驳，两人交流了一个小时左右。匹茨把书留在卡尔纳普那里，离开了办公室。由于匹茨没有自我介绍，因此后来的两个月里，卡尔纳普在芝大满世界找“懂逻辑的报童”。

匹茨的故事和其他天才的故事一样，让人难以想象，就像莫扎特、王维、冯诺伊曼，这些人年纪轻轻就在自己的领域里独步天下，又似乎全不费力，信手拈来。那么，这些天才是否可以人造呢？此问题放在以前也许是不可思议的，不过现在出现了“阿法狗”（AlphaGo）这类人工智能算法，在棋盘上打败了几乎所有顶级的围棋职业高手，包括柯洁这样的天才，也许这个问题是可以被容许讨论的了。

1942年，18岁的匹茨认识了伊利诺伊大学教授麦克卡洛（W. McCulloch）。麦克卡洛热情好客，当时匹茨无家可归，于是麦克卡洛邀请他住在自己家。在匹茨住进麦克卡洛家的当夜，他们就开始合作研究神经系统如何进行逻辑计算的问题。大概300年前莱布尼茨（G. W. Leibniz）证明，任何问题只要可以用有限数目的词完整而没有歧义地表达出来，就可以用“逻辑机”（logical machine）加以计算。此前六年，图灵（A. Turning）发表了关于通用运算器（也称图灵机）的文章。匹茨和麦克卡洛的问题是，如何把神经系统看成这样一台逻辑机器呢？考虑到当时对脑神经粗浅而不确定的认识，麦克卡洛和匹茨对神经系统的简化是划时代的。他们把神经元的状态简化为0或1的二进制表示，用一个连接强度的矩阵来标准化神经元之间的相互影响关系，于是在给予一定输入的情况下，麦克卡洛-匹茨网络将根据这个连接矩阵的状态以及输入，决定输出是什么。他们在1943年发表的《神经活动内在概念的逻辑演算》是麦克卡洛和匹茨最著名的工作。从控制论的角度来讲，麦克卡洛-匹茨网络本身就是最早的有限自动机（finite automata）之一。这个工作还提供了神经生理问题的逻辑基础，可以说是最早的计算神经科学成果之一。而这篇文章对于人工智能领域来讲则是开创性的，神经系统的复杂性被高度地抽象，并且用数学家和工程师容易理解的语言来描述。从此，人工智能开始作为独立

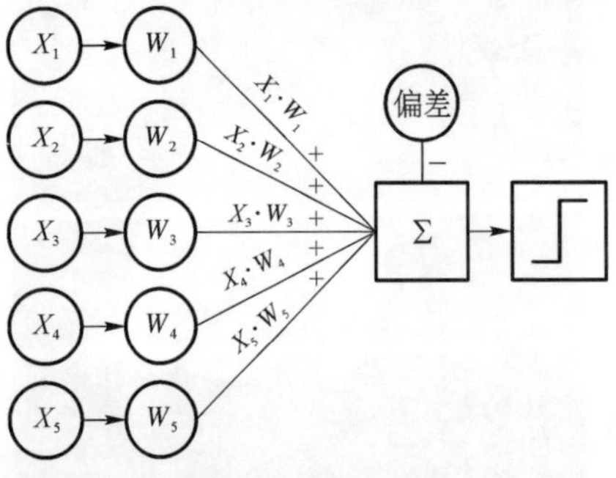

麦克卡洛-匹茨网络（图片来源：http://www.baike.com/wiki/连接模型）

的领域而取得蓬勃发展之势。

人工神经网络开发中的披荆斩棘

要描绘神经科学与人工智能领域相互借鉴、相互促进之完整画面，非本文的篇幅所能及。不过，两个领域都认识到"学习"无论对于生物还是对于电脑的行为都极具重要性。神经科学发现，神经元之间的联结构造——"突触"，可以被神经元的活动所改变，这一点很可能是学习的物质基础；在人工智能领域，人工神经元之间联结强度的改变也是人工神经网络进行学习的基础，而这一特性被目前的"深度学习"推到了极致，可以说引起了一场深度学习的革命。在网络搜索、网站过滤、广告推送、图像识别、语言翻译等大量应用领域，都可以找到深度学习的实际应用。其中辛顿(G. Hinton)做出了突出贡献。

辛顿出生于英国，所接受的是基督教学校的教育，不过他早早地就认为基督教神学纯属废话。1982年左右辛顿和谢伊诺斯基(T. Sejnowski)一起找到了训练人工神经网络的漂亮方法，从而发明了玻尔兹曼机(Boltzmann machine)，其在人工智能和计算神经科学领域都起到了很重要的应用。辛顿还和同行们一起推动了BP算法也即反向传播算法(back-propagation)的广泛应用，之后他一直致力于优化人工神经网络的学习。但是在20世纪90年代到2006年之间，人工神经网络慢慢地淡出了人工智能领域的前沿，也许是因为在实际应用中，人工神经网络的计算结果容易进入局部极小值(local minimum)而找不到全局最小值(global minimum)，从而无法实现对实际问题的求解。然而有时候，坚守是会得到回报的。辛顿和另一位深度学习奠基人燕乐存(Y. LeCun)，就是对这句话的最好诠释。他们两人都从神经系统的原理得到灵感：燕乐存把脑的视觉系统的组织结构扩展到人工神经网络中，发明了卷积神经网络，实现了高效的手写字识别；而辛顿则把大脑皮层中分层的组织原则移植到人工神经网络中，在2006年发明了深度学习的训练方法。恰逢计算机能力在2006年前后获得急速提升的良机，网络的大量普及使用提供了大规模的数据，使得深度学习得以发挥其多层网络之优势。在大数据的训练和冲击下，那些局部极小值消失了，取而代之的是全局最小值。目前，深度学习在很多特定的任务如人脸识别、图像中的物体识别、语音识别等应用中的正确率，已经超过了人类。辛顿兼职进入谷歌，而谷歌也收购了"深心"(DeepMind)这家由系统神经科学家所创办的公司，结合深度学习与神经科学中的强化学习(reinforcement learning)概念，"深心"团队创造了"阿法

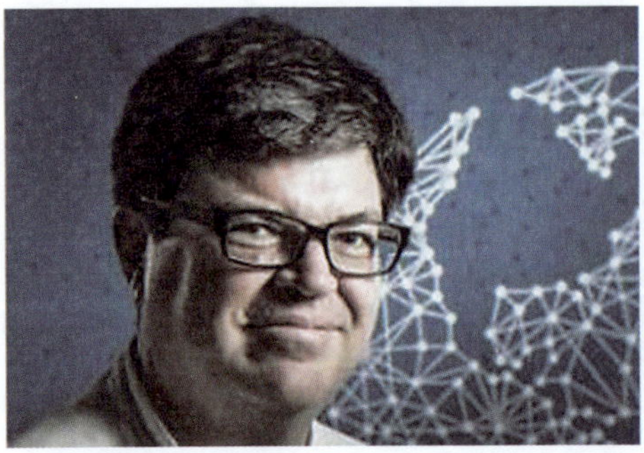
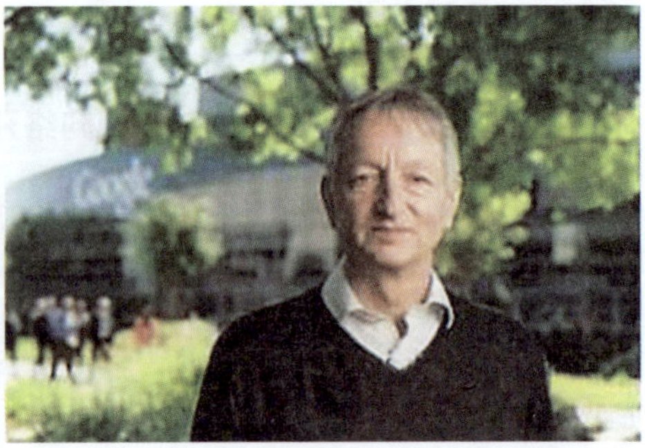

燕乐存（左）和辛顿（右）（图片来源：http：//mt.sohu.com/20160908/n468004003.shtml）

狗”，并在人机围棋赛中战胜李世石和其他顶级职业高手，也许这是对深度学习革命的最好注解。

天才故事的后话与人工智能的后话

开篇的天才故事让我们讲到结束吧。匹茨虽然对科学做出了巨大的贡献，但他极度排斥社会的体面承认。在芝加哥大学作为旁听而不注册的学生只是个开始。也许是在诺伯特（Norbert）的安排下，麻省理工学院准备颁给他一个学位，所有他需要做的事就是签署一个文件，翻译一篇德文文章（他懂德文，所以那是小菜一碟的事情），但匹茨断然拒绝了。后来麻省理工学院想要聘他担任一个正式的教职，这回只要他签署一个文件，同样被他一口回绝。匹茨刻意销毁自己工作的记录，逃避任何拍照的可能，也没有日记以及书信流传。总之，对于不亲身识得他的人，匹茨是藏身在雾里般的一个谜，无法看清。

不过有趣的是，与匹茨认识的人都觉得他乐于交流，极好相处，谈吐不凡，知识渊博。往往你问他一个科学或者艺术的问题，他可以把这个问题的来龙去脉、前因后果都娓娓道来，讲上两三个小时而闻者不倦。匹茨让人联想起电影《海上钢琴师》中的音乐家，才华飘洒大海，却身限于一叶扁舟。匹茨人如美玉，选择的却是泽被身边有限的好友。

匹茨在1969年逝世于麻省理工学院的寓所里，死的时候身旁没有一个人。而如今，神经元的数学模型被称为麦克卡洛-匹茨神经元，也算是寄寓了一点对他的追忆吧。

匹茨的异禀及传奇，也许正是目前的人工智能所无法企及的。深度学习需要“监督学习”，也就是需要提前知道最终的答案，借以训练人工神经网络。而像匹茨那样的创造性思维，在1942年的时候并没有关于其本质的最终答案：人工智能是否可以在未来创造出这一能力？另一方面，匹茨的社会能力远远不如大多数社会人，那么人工智能在社会行为这一人类特别出色的能力上，又能给我们什么样的惊喜呢？或许，还是要从神经科学中找到一些关键性原理方面的灵感，从而拓展人工智能的能力，也让我们围绕人类与计算机在智能上的界线问题，把思考向纵深拓展。

参考文献

Anderson J A, Rosenfeld E. 1998. Talking Nets: an Oral History of Neurocomputing. MIT Press.

Lecun Y, Bengio Y, Hinton G. 2015. Deep learning. Nature, 521(7553): 436–444.

Wikipedia. 2017. Walter Pitts[EB/OL]. http: //en.wikipedia.org/wiki/Walter_Pitts, 2017–04–08.

大脑的光控开关

| 王 飞

大脑作为人体的司令部，控制着人的一言一行。如果能够控制人的大脑，我们就可以改变人的思维，控制人的行为了。对于这个看似不可实现的想法，科学家们早已经迈出了尝试的第一步。他们不需要咒语，不需要魔杖，只需要通过一束光，就可以让动物的行为发生变化。这可不是什么天方夜谭的魔术，这项高大上的新兴技术叫做光遗传学（optogenetics）！

光遗传技术原理

光遗传学就是用特定的光作为控制信号，用遗传学的方法在大脑中安置一种受光控而有开关作用的分子。当光一打开，大脑中某个脑区的神经活动就被启动，大脑的某项功能就开始运作。这就像我们家里的遥控器，我们可以用它发出的红外光来控制电视机的打开和关闭。当然，这样的开关分子可以安置在大脑不同部位、负责不同功能的神经细胞（神经元）里，就像不同的遥控器负责不同的电器一样。

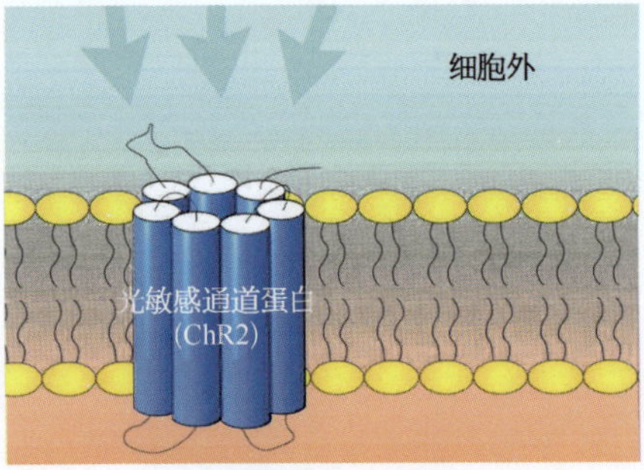

细胞膜上的光敏感通道蛋白

这种光控开关其实就是一种光敏感通道蛋白（channelrhodopsin-2，简称ChR2）。这种蛋白质可以“看到”蓝光，而且当它“看到”蓝光时，其分子形状就发生变化，变成一个可以让离子通过的通道。在神经元的周围有很多带正电的离子，在离子通道打开之际会迅速通过而流进细胞的体内。这些离子就像兴奋剂一样，能够让神经元兴奋起来。

如此一来，光就成了神经元的指挥棒，可以像开关灯泡那样打开或者关闭神经元。通过蓝光激活光感受蛋白并使神经元兴奋，进而就能控制大脑，这就是光遗传学的原理。

给大脑装上光控开关，这么巧妙的技术是由谁发明的呢？

当然是我们的大自然了。其实在神经元家族中，有一种特殊的细胞可以看到光，而且可以将光信号转换成电信号，并将信息传递到大脑。它就是眼睛里的感光细胞（也是一种神经元），在这种细胞里含有一种能够感光的蛋白质，叫做视紫红质（rhodopsin）。正是通过视紫红质这种可以感光的分子，感光细胞得以受光控制。

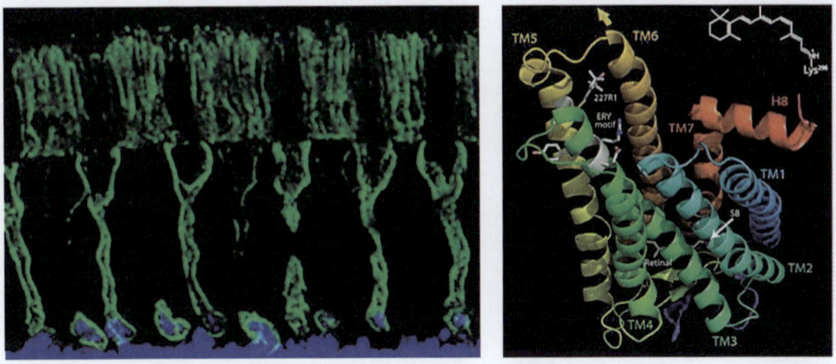

感光细胞和视紫红质 （图片来源：Puthussery, Venkataramani, Gayet-Primo et al., 2013）

但是，我们大脑里的神经元并没有视紫红质的表达。它们看不见光，当然不会受到光的控制。几百年来，科学家们苦苦寻求控制脑内神经元的方法。虽然他们已经可以通过电流刺激来使神经元兴奋，或者通过一些药物来使神经元失活，但是这些方法都有很大局限性，不适于实现对特定种类神经元的精准操控。

直到有一天，美国的戴瑟罗斯（K. Deisseroth）教授将眼睛看东西的原理应用到了大脑内的神经元里。他让光敏感的通道蛋白表达在小鼠大脑的神经元上，这就相当于给大脑的神经元装上了“眼睛”。然后，他通过植入大脑内部的光导纤维，给特定脑区的神经元导入激光，从而实现了对特定脑区的光刺激，于是就可以用光来控制大脑里神经元的活动了。

他到底是怎么做的呢？笔者带你们走进实验室，近距离观察一下这项高精尖的技术吧。

光控脑功能的四个步骤

一般来说，用光遗传学方法控制小鼠包括了四个步骤。

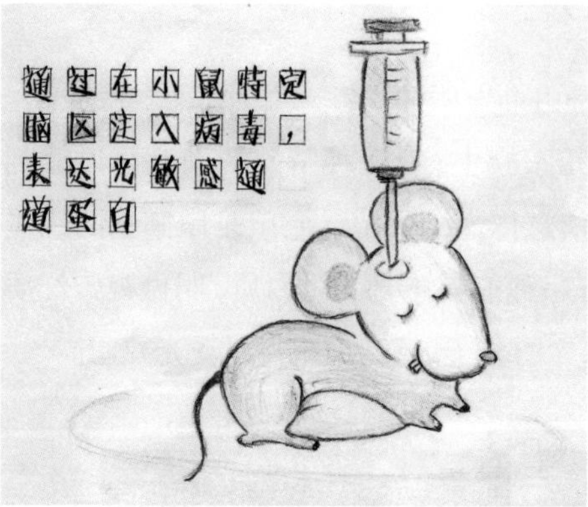

在小鼠脑内表达光敏感通道蛋白
（张赫、孙新尧 绘制）

首先，需要通过遗传学的方法，把光敏感通道蛋白表达在大脑的神经元上。我们可以利用已经表达有光遗传通道蛋白的转基因小鼠，当然也可以通过病毒注射的方法，使这种蛋白质在神经元上得到表达。

然后，需要把蓝光光纤插入小鼠的特定脑区。大脑的不同脑区负责不同的功能，例如后脑勺的枕叶主要负责视觉，耳朵附近的颞叶主要负责听觉。所以，我们用蓝光激活不同脑区的神经元，就会开启大脑不同的功能。

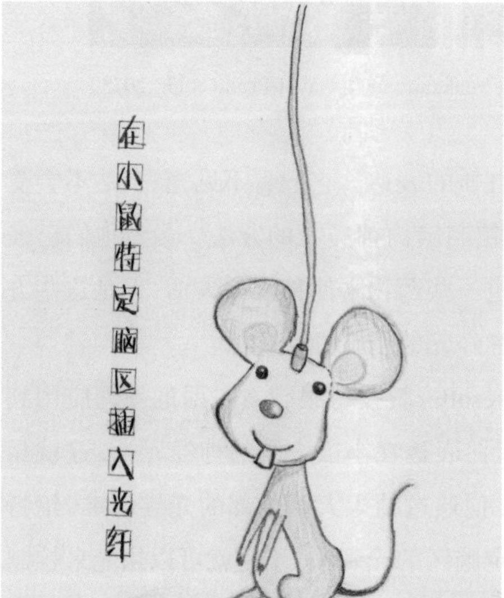

在小鼠特定脑区插入光纤
（张赫、孙新尧 绘制）

接下去，打开蓝光，神经元上的光敏感通道就被打开，阳离子随之涌入神经元，神经元因此而兴奋，其所负责的功能就会开启。光遗传学技术的一个优势就是，能够让光敏感通道蛋白只表达在特定种类的神经元上，使得科研人员能够进行有针对性的操控。

最后，观察小鼠在给光及不给光条件下行为的变化，就能知道小鼠如何被研究者控制了。例如，可以激活负责进食的神经元，这样小鼠就会不停地进食。也就是说，研究者可以通过给光或是不给光，改变小鼠的脑活动，进而轻松控制小鼠的进食行为。

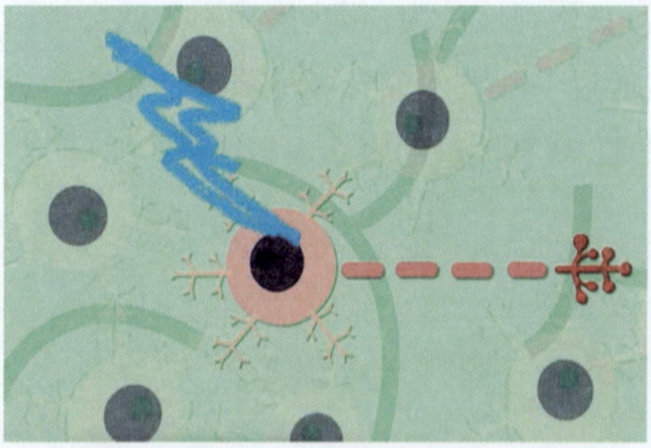
打开蓝光激活特定神经元

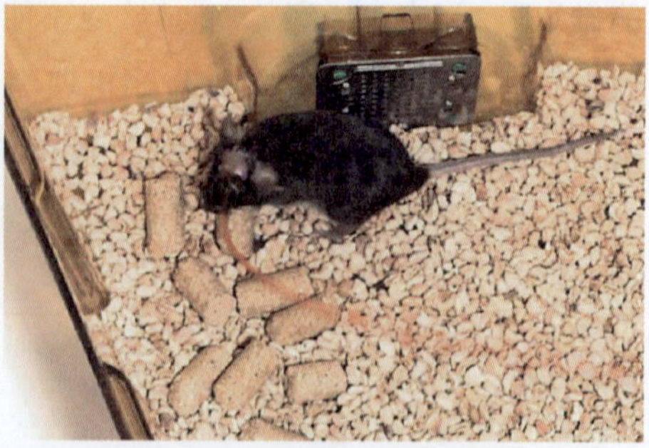
观察光刺激条件下小鼠的行为

前景和展望

光遗传学技术不仅在科学研究上大放异彩，而且在神经类疾病治疗中也展现了巨大潜力。最直接的应用之一是治疗由于视网膜病变而引起的视力下降。来自美国麻省理工学院的博伊登（E. Boyden）教授在用光遗传学技术治疗眼疾方面做出了杰出的贡献。在视网膜退化的小鼠模型上，他的团队试图将光敏感通道蛋白表达在本来不感光的双极细胞（视网膜上的一种神经元）上。这样，当视网膜上的感光细胞退化之后，大脑仍然可以利用双极细胞来看到外面的世界。当然，这样有价值的想法不会只停留在治疗盲小鼠上，科学家们已经想到了通过光遗传学技术来治疗很多种神经类疾病。

科学技术在不断地进步，不断地打破人类的认识局限。诸如光遗传学这样的技术手段，让我们一下子觉得好像控制人的大脑已经触手可及了。不过，每项技术从诞生到应用，其实需要经过很多年、很多人的努力，才能够最终普及开来。而且任何现在看似先进的技术，也都有其局限性。在不久的将来，光遗传学技术也可能会被无情地淘汰，届时也一定会有更加让人意想不到的新技术诞生出来。所以，在我们对这项技术欢欣鼓舞的同时，同样应该知道没有一项技术是完美的。切不要盲目地认为，有了光遗传学技术，我们就可以控制人的大脑了。关于这一点在前文《控制大脑，

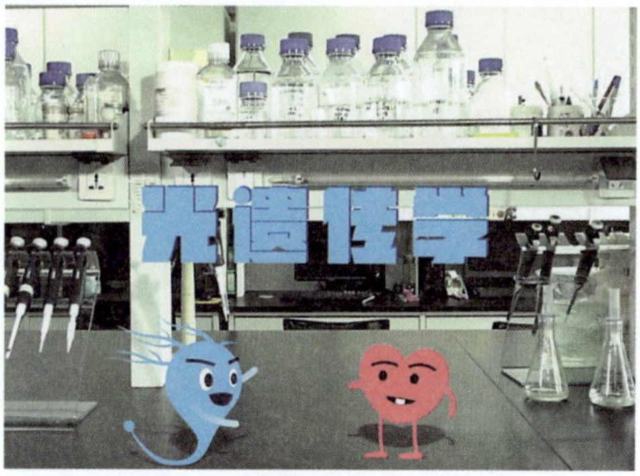

光遗传学在科研和实际中的应用

能做到吗》当中也谈到了。同样，也不能够盲目乐观地认为，很多疾病不久就会被治愈。神经类疾病有着复杂的发病机理，仅仅通过一项技术或者一种药物是无法治愈的。我们只能期盼科学家能够利用好这项技术，解开大脑的更多未解之谜。

（审稿：顾勇）

参考文献

Knierim B, Hofmann K P, Ernst O P, et al. 2008. Sequence of late molecular events in the activation of rhodopsin. Proceedings of the National Academy of Sciences of the United States of America, 104(51): 20290–20295.

Puthussery T, Venkataramani S, Gayetprimo J, et al. 2013. NaV1.1 channels in axon initial segments of bipolar cells augment input to magnocellular visual pathways in the primate retina. Journal of Neuroscience: the Official Journal of the Society for Neuroscience, 33(41): 16045–16059.

大脑与电脑的对话：脑机接口

| 程志仙

古灵精怪的孙猴子转着眼珠子，念了声咒语，对众仙女道："住！住！住！"七仙女便一个个直愣着眼站在了桃树底下。"孙猴子大闹蟠桃会"，这可是家喻户晓的故事。在《西游记》第五回里，孙悟空通过声控方式冻结住七仙女使她们动弹不得。此后大圣被唐僧收为徒弟，在护送师父去西天取经的漫漫长路上，定身术也多次被用来制服形形色色的妖怪。

满纸牛鬼蛇神中，小小的定身术看起来不过是天方夜谭里一个不经意的哈欠，没什么值得深究。但是不经意间，故事将人们有关直接操控别人身体乃至灵魂的奇思妙想给展露了出来。只是当《西游记》成书之时，中国医药学的巨匠李时珍正埋头撰写《本草纲目》，而西方医学界也才刚开始质疑1 000年前罗马医生盖伦（Galen）留下的医学手稿，着手重新建立以实验观察为最高标准的医学科学体系。要直接触及控制别人身体或灵魂的问题，我们还需要等上大约半个世纪。让我们翻开历史的画卷，看一看神话故事如何转变为科学家手中造福人类的工具。

萌芽阶段：心灵的物理控制

1963年，德尔加多（J. Delgado）在西班牙的一个斗牛场上神情自若地挥舞着红布，一头怒不可遏的公牛发狂地向他撞来。在距离德尔加多几英尺的位置，公牛突然停了下来，打了个转儿跑开了。原来，德尔加多在公牛的脑内植入了刺激接收器，只要按下无线电波发射器上的开关，就能远程启动刺激接收器，释放刺激信号以平息公牛的怒气。

德尔加多是20世纪最负盛名也饱受争议的神经生物学家。20世纪初，赫斯（R.

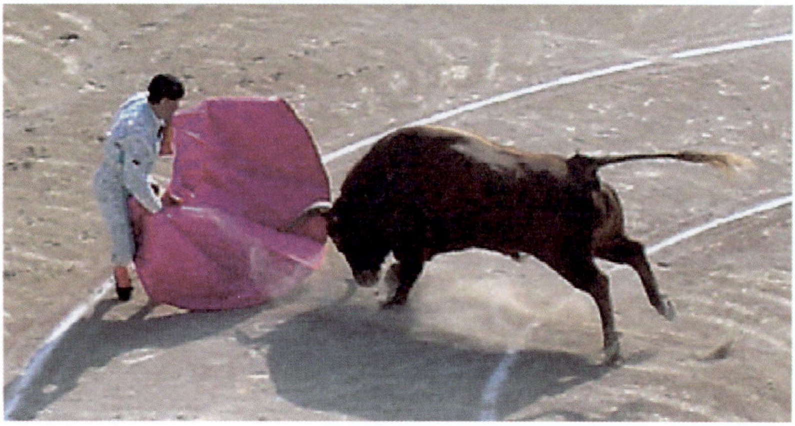

西班牙斗牛 （图片来源：维基百科）

Hess）曾经通过电刺激大脑而诱使动物或勃然大怒，或饥不择食，或昏昏欲睡。当时还是医学生的德尔加多看见这样的工作备受鼓舞，毅然投身到神经生物学的研究中。他充分发挥自己的发明家天赋，做出可以植入大脑的刺激接收器，以便实现对大脑的远程操控。他曾经在猫、猕猴、黑猩猩、长臂猿、公牛乃至人的大脑中植入刺激接收器，并大致绘出刺激的位置与诱发的行为一一对应的图谱，还把这些实验详细记录在他的著作《心灵的物理控制：迈向心理文明的社会》中，而且辩证地讨论了脑操控术的潜在应用。1970年，德尔加多的工作登上了《纽约时报》的封面，他和他的脑操控术因此声名鹊起。

可惜好景不长，他在哈佛大学的合作者们写了一本叫做《暴力与脑》的书，倡导应用脑操控术，像驯服公牛一样驯服黑人，减少黑人的暴乱。紧接着，杜兰大学的神经生物学家希斯（R. G. Heath）露骨地报道，他通过操控同性恋男性的大脑，以期改变他们的性取向。这样过激的言行恰好遇上了当时科学界对于另一项臭名昭著的人脑操控术——前脑白质切除术的声讨浪潮。脑操控术的反对者对《心灵的物理控制：迈向心理文明的社会》的原文逐一进行批驳，德尔加多成了众矢之的。不久，不明真相的门外汉（人民群众）也加入了这场声讨，甚至有人控告德尔加多偷偷地在他的大脑里植入了刺激接收器，并向德尔加多和耶鲁大学索要高额赔偿金。

正当这个领域乱成一锅粥的时候，德尔加多答应西班牙卫生部长回国成立新医学院的请求，于1974年离开美国。随后，美国科学界在脑操控领域的经费枯竭，研究人员转行去研发治疗脑疾病的药物。

过渡阶段：深部脑刺激，脑操控术卷土重来

“枯藤老树昏鸦，小桥流水人家。”即便在散曲中描绘的风景如画的宁静乡村，脑疾病的恶魔也不肯停下它们折磨人类的脚步。经常可以看到，白发苍苍的老人像石像一般坐在门前晒着太阳，时而颤巍巍、慢悠悠地扶着椅背坐起，拖着蹒跚的步履四处走动。震颤、僵化、运动迟缓是脑退行性疾病——帕金森病最典型的特征。重度的帕金森病会严重影响患者的正常生活，疾病后期还会导致认知层面的障碍。早期对帕金森病的治疗，主要通过药物干预和手术切除，但是这两种方法都有不尽如人意之处：长期服用药物（如左旋多巴）副作用大，手术切除不可避免地会损毁一部分脑组织。

在20世纪80年代，法国医生发现刺激丘脑可以缓解和改善帕金森病的震颤以及其他运动缺陷。因为丘脑位于大脑深处，所以这种方法被称为深部脑刺激（deep brain stimulation，DBS）。随后的基础和临床研究纷纷证实了DBS的有效性，将DBS用于帕金森病的治疗在1997年获得美国食品药品监督管理局（FDA）的认可。关于DBS不得不提的是，它真的产生了疗效。大部分植入DBS电极的病人，颤抖症状得到了缓解，有些病人甚至能够回到职业高尔夫球手等岗位上。尴尬的是，对DBS是如何起作用的，科学界至今还不清楚。

神秘而又神奇的DBS很自然地诱使科学家开始设想，在大脑中植入DBS电极所能做的也许不单单是终止肢体颤抖。更重要的是，它的成功使得科学界从德尔加多失败的阴影下走了出来，雷厉风行的科学家们开始探索脑操控术造福人类的其他可能性。

腾飞阶段：脑机接口，劳“心”者治“人”

在《庄子·逍遥游》里有一段“庄周梦蝶”的描写，庄周这人的身体躺在床上纹丝不动，可在他大脑里想象出来的蝴蝶却翩翩起舞于花丛之中。庄周梦蝶，梦醒以后虽然不能像蝴蝶一样飞舞，但是他可以下床，自由伸展筋骨。有的人就没那么幸运了。前体操运动员桑兰早年不慎受伤，造成颈椎骨折，胸部以下高位截瘫17年。不管她在梦中如何身姿婀娜，羽衣蹁跹，梦醒了她只能继续躺着，静候他人打理自己的起居。在全世界，像桑兰这样遭受不同形式脊髓损伤的人，数以百万计。另外，中风及其他疾病也可以导致瘫痪。脑操控术能否像解救帕金森病患者一样，将那些被囚

禁在自己身体里的瘫痪患者解救出来，使他们自在行动的梦想成真呢？

作答之前，我们需要分析一下瘫痪到底意味着什么，以下就是正常人和瘫痪病人的比较：当一个正常人想吃桌上的苹果时，他的“心”，更确切地说他的大脑，会产生伸手拿苹果的意图。这个意图随后传到脊髓，脊髓的运动神经元相应地唤醒他胳膊上的各块肌肉，它们相互配合，于是他的手就伸向了苹果。而对于瘫痪病人来说，他想伸手去拿苹果时，他脑里的神经元依然毫不懈怠地产生着自己的意图，可是他的“脑→脊髓→肌肉”这条击鼓传花式的链条脱节了，尽管他的脑内神经元在颅腔里声嘶力竭，他胳膊上的肌肉却收不到来自上级的运动指令，除了干着急啥也做不了。这样看来，假如我们能够“偷听”病人脑中有关运动意图的信号，搭建一条从脑到肌肉或者从脑到机械手的“绿色通道”，那么这些病人不就能“心”想“事”成了吗？

脑机接口（brain-machine interface，BMI）就是这样一条绿色通道，它让瘫痪病人通过劳“心”来操控自己的肢体或者机械手。从原理上讲，这是可行的，但其实现需要解决以下三个环环相扣的难题。第一个难题是“怎么偷听”，科学家需要采用合适的方式“偷听”大脑的信号，尽量做到集思广益，不偏听偏信。第二个难题是“怎么破解”，“偷听”到的大脑信号到底代表什么，科学家需要寻找破解大脑信号的密码。第三个难题是“怎么利用”，破解了大脑信号之后，科学家还需要将其中包含的指令“翻译”成手部肌肉或者机械手臂能够接受的语言，使它们可以执行相应的动作。

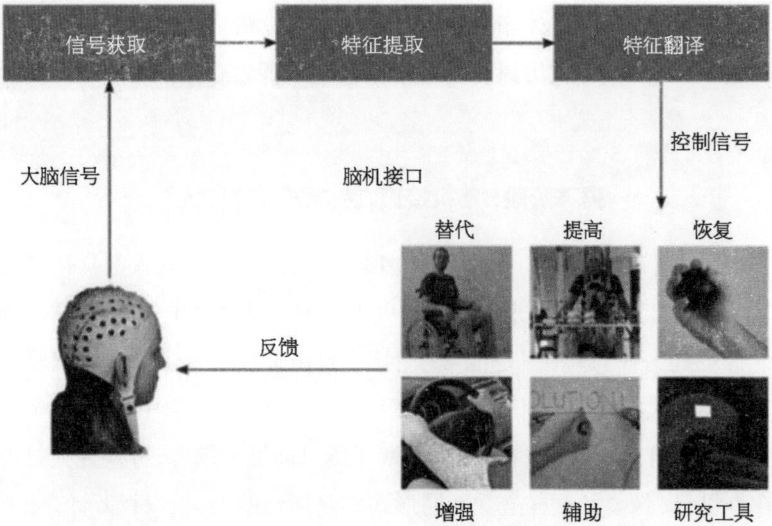

脑机接口示意图 （引自上海《科学》，2016年第6期）”

经过30多年的探索与完善，科学家已经取得了很大的进展。2012年，一位瘫痪14年的中风妇女运用意识控制机械手臂，将一瓶水喂到自己嘴里。同年，另一个研究小组也成功地让瘫痪病人脑控机械手臂给自己喂水。值得一提的是，这个研究小组的机械手臂是目前世界上最为精细的，甚至能完成翘大拇指等复杂动作。此外，它的重量和正常人的手臂差不多，将来或许能直接安装在截肢病人的身体上。

从完全瘫痪到脑控机械手臂，这是BMI领域一个里程碑式的进展。要想通过BMI使得瘫痪患者像正常人一样活动，乃至最终完成科幻电影中钢铁侠那样上天入地的动作，科学家还须克服相当多的技术及伦理障碍。虽然科技的进步促进BMI蓬勃发展，但是BMI要走出实验室，飞入寻常百姓家，科学家们依然任重而道远。

（审稿：顾勇）

参考文献

Collinger J L, Wodlinger B, Downey J E, et al. 2013. High-performance neuroprosthetic control by an individual with tetraplegia. Lancet, 381(9866): 557–564.

Donoghue J P. 2002. Connecting cortex to machines: recent advances in brain interfaces. Nature Neuroscience, 5(Suppl): 1085–1088.

Donoghue J P. 2008. Bridging the brain to the world: a perspective on neural interface systems. Neuron, 60(3): 511.

Hochberg L R, Bacher D, Jarosiewicz B, et al. 2012. Reach and grasp by people with tetraplegia using a neurally controlled robotic arm. Nature, 485(7398): 372–375.

Homer M L, Nurmikko A V, Donoghue J P, et al. 2013. Sensors and decoding for intracortical brain computer interfaces. Annual Review of Biomedical Engineering, 15(15): 383.

Horgan J. 2005. The forgotten era of brain chips. Scientific American, 293(4): 66–73.

Keiper A. 2006. The age of neuroelectronics. New Atlantis, 11(11): 4.

神奇的“脑起搏器”

| 蒋梦萍

近年来，一种被称为“深部脑刺激”（deep brain stimulation，DBS）的技术受到越来越多人的关注。这种技术如上文所介绍的，是对大脑进行可逆性调控的手段，它通过手术将电极植入大脑的特定脑区，并且发送一定频率的电脉冲，对异常的大脑放电进行调控，从而达到改善症状或治疗疾病的目的。由于DBS的整个系统包括电极、脉冲发生器及导线，与心脏起搏器类似，因此DBS又被称为“脑起搏器”。

对“音乐家手”的DBS手术

2016年年初，有多家媒体报道了深圳市二医院为一名患有“音乐家手”病症的患者实施“脑深部电刺激术”，患者边弹吉他边接受脑部手术，这引发了网友的热议。故事主人公李先生是一名退休警察，二十多年前他在大学主修吉他，后因患上“局灶性肌张力障碍”而不得不放下心爱的吉他。该病的症状是，在重复一项平时极为熟练的动作时会肌肉僵硬，无法完成动作。由于这种疾病往往出现在演奏家身上，也被业内人士称为“音乐家杀手”。深圳市二医院的医生在了解他的病情后，决定为其实施DBS手术，在他的左侧丘脑腹中间核埋入一根微电极，通过电刺激的方式来恢复病人的脑功能。手术“立竿见影”，在意

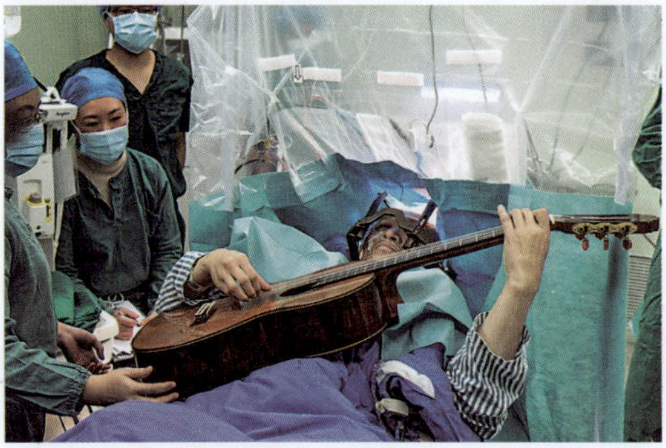

李先生在手术中弹奏吉他 （《南方日报》记者朱洪波 摄）

识清醒的状态下，躺在手术台上的李先生惊喜地发现，他原本僵硬的右手手指变得灵活起来了！

对李先生采用的DBS手术，其过程比较复杂，主要可以分为两个步骤，一是确定靶点脑区的立体坐标，二是进行DBS手术。

要确定靶点的坐标，须在患者头部安装金属定向头架。固定好之后，通过核磁共振技术对患者的大脑进行成像，得到头架的位置和患者的大脑三维结构图。然后对图像进行一定的处理和计算，就可以得到目标靶点的立体坐标，即电极放置的位置。在DBS手术中使用的电极非常细，通常只有1.3毫米左右，这样可以尽量减少植入过程中对其他脑区的损伤，并且便于精确地植入目标核团。

模拟好电极插入的路径之后，就可以开始进行手术了。首先对患者头部进行消毒和局部麻醉，用颅钻在颅骨上钻出硬币大小的孔，将电极从小孔插入。为防止电极的插入对其他大脑功能造成损害，在电极安放好以后，医生会唤醒麻醉中的病人，进行效果测试，比如做一些简单的动作和计算等。在测试过程中，患者随时反馈受到电刺激时的感受，通过不断调整电极的位置和刺激的强度，最终找到对症状改善最明显的刺激靶点与刺激强度。所以，在李先生的手术过程中，当电极插入了指定的坐标以后，医生将其从麻醉中唤醒，李先生需要在意识清醒的状态下弹奏吉他，以便和手术前拍摄的弹奏画面进行对比，察看改善效果，并确保手术没有影响大脑的其他功能。

如果测试中患者症状得到了明显改善，那就可以进行其他装置的植入，主要包括将脉冲发生器植入锁骨附近的皮下，此脉冲发生器通过皮下导线与电极相连。手术完成后，病人通过程控仪可以自己监控电池的电量情况和开关状态，医生也可以对病人进行远程随访，监控伤口愈合程度和治疗效果，也可以根据病人的病情及反应，调整设置合适的刺激参数。

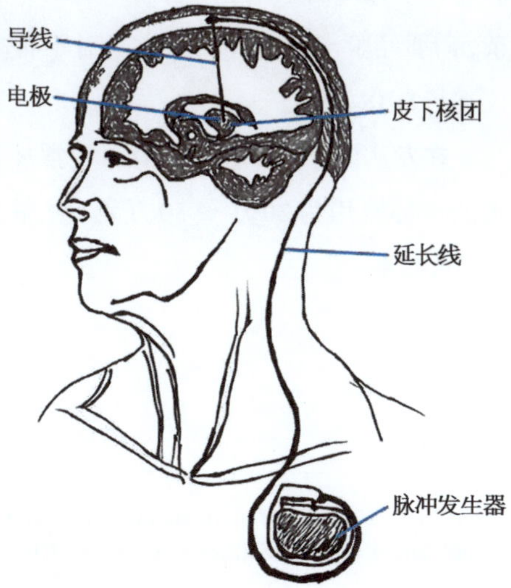

深部脑刺激所需元件示意图　包括电极、导线、导线延长线以及脉冲发生器等。（蒋梦萍 绘制）

DBS治疗的广阔前景

以上通过DBS技术对李先生的局灶性肌张力障碍进行治疗，是在临床上应用DBS的一个非典型案例，在中国是第一例，在全世界是第七例。目前临床上应用得最广泛的是通过DBS治疗中晚期的帕金森病。

帕金森病为一种常见的神经系统变性疾病。该病的患者运动功能失调，表现出震颤、肌强直、面具脸、短促步态等症状，平均发病年龄约60岁。15年前，我国的帕金森病患者就达到170万人，55岁以上人口的患病率约为1%。据估算，我国每年新增的帕金森病患者达10万人之众。这种病虽然很难治愈，但是通过积极治疗，可以很好地控制病情，从而改善患者的生活质量。

从病因上说，帕金森病是由中脑黑质多巴胺能神经元的变性死亡所导致的。在临床上，早期帕金森病患者通过服用左旋多巴进行治疗。然而对于部分患者来说，药物治疗的"蜜月期"很快就会过去，此时最佳的替代疗法是进行DBS手术。

DBS控制帕金森病症状的效果，已在世界范围内得到普遍证实。截至2013年，全世界已有超过60 000人接受了DBS治疗。除了治疗肌张力障碍和帕金森病，临床上还尝试用DBS帮助脑损伤患者恢复意识。另外，用DBS治疗精神障碍的研究也越来越多，比如抑郁症、强迫症、厌食症等，但是由于个体差异大和常伴有并发症等原因，手术治疗的效果还有待评估。

与传统的永久性不可调节和不可逆的大脑治疗方法（如灼烧和切除）相比，DBS技术实现了对大脑的可逆调控，因此具有明显优势。除了可逆安全，对大脑结构的破坏性小，DBS还可以随着病人病情的进展而进行长期调控。但是DBS手术过程复杂，需要经验丰富的外科医生。对于有高血压、老年痴呆等并发症的患者，通常不建议进行DBS治疗。

在发达国家，DBS已成为一种常规手术，但是在我国，昂贵的手术费用（一台手术的全部费用为20万～30万元）让很多人望而却步。因此，DBS往往是患者最后的"救命稻草"。

（审稿：仇子龙　顾勇）

参考文献

Lyons M K. 2011. Deep brain stimulation: current and future clinical applications. Mayo Clinic Proceedings, 86(7): 662–672.

闪闪发光的脑

| 杨利华

“起初，神创造天地。地是空虚混沌。渊面黑暗。神的灵运行在水面上。神说，要有光，就有了光。神看光是好的，就把光暗分开了。”

《圣经·创世纪》中的这段话表明，是光照亮了混沌的天地。对于我们而言，大脑是什么样子的呢？它有什么样的结构呢？纵然把脑打开，也无从得知其工作原理。大脑这片混沌的世界，我们拥有着它，它对我们却是个谜。不过，且让我们大开脑洞地想象一下：假如大脑的世界里有了光会如何？

2007年，哈佛大学的神经生物学家里奇曼(J. W. Lichtman)和他的团队研发了一项名叫“脑彩虹”(brainbow)的技术。他们利用荧光蛋白，让小鼠的神经细胞同时显示出几十种不同的色彩。这些荧光蛋白照亮了黑暗的大脑，使某些需要研究的细胞明亮起来，与错综复杂的黑暗背景相区分。从此，在大脑这片混沌的天地里，不仅

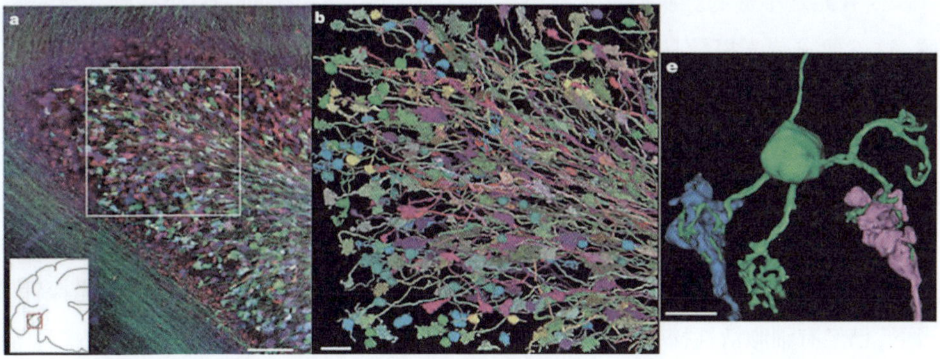

2007年用多种颜色荧光蛋白基因转移绘制的大脑神经网络图 （图片来源：Livet et al.，2007）

有了光，还有了色彩缤纷的多色光。通过不同的色彩标记，可以计数细胞，也可以追踪细胞的走向，观察神经网络的连接布局，以及探知细胞之间的相互作用。大脑这片天地里有了光，真好像“创世纪”一般，就让我们进入了一个全新的世界。不过这一次开辟新天地的不是神，而是科学家。那么，他们是怎样走到这一步的呢？就让我们来看看使大脑发光之路。

荧光探针分子的奥妙

20世纪初，科学家们利用生物组织及细胞的自发荧光来观察和研究原生动物。会发光的细胞就像人群中穿着不同颜色服装的个人，一眼望去很容易识别。但是，天然荧光的生物分子种类有限，强度较弱，而大多数分子是不发光的。于是，科学家们研究出了荧光探针技术，给那些原本不发光的生物分子标记上荧光分子，使得它们在周围的组织和细胞中间像黑暗里的星星那样闪闪发光，可以轻易被人们的视线捕捉到。

那么，人造的荧光从何而来呢？故事要从我们“衣食住行”中的“衣”讲起。人类在发明纺织的同时，也发展了染色技术。刚开始的时候，人们只是应用天然染料，例如植物的花、叶、树皮，矿物中的朱砂、雄黄等。直到19世纪，英国人发现苯胺紫能将丝织品染成紫红色，继而开创了化学合成染料的工业纪元。我们不是要讲大脑的荧光吗？怎么会扯到纺织业呢？其实对于看似无关的领域，科学家是可以触类旁通的：既然染料可以染纺织品，为什么不能用来染生物体呢？20世纪30年代起，这些有机小分子染料开始被用于活体细胞和组织的荧光显微成像染色。

仅有光是不够的。我们不需要照亮所有的区域，我们要的是只照亮感兴趣的区域，这就要求荧光探针具有特异性。如何做到呢？除了有荧光基团，荧光探针分子还有识别基团和连接体。识别基团是探针的“向导”，决定探针分子的选择性和特异性，负责找到感兴趣的基团。连接体负责连接识别基团与荧光基团。这样的结构，起到了在识别基团找到感兴趣分子的同时，荧光基团就被一起“绑”在上面的作用。研究中感兴趣的分子于是跟黑暗分开了。有机小分子具有强大的可塑性和应用潜力，通过对其结构进行巧妙的设计与改造，能够设计合成出满足各种需要的荧光探针。当下，已经有细胞活性探针、膜荧光探针、细胞器探针、电位敏感探针、活性氧探针等功能各异的探针。它们被用于研究大脑结构和功能的方方面面。

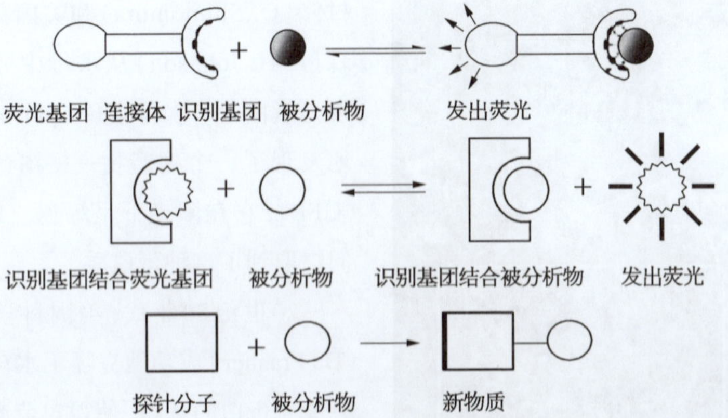

有机小分子荧光探针的几种机制

例如，锌是重要的神经化学因子，与大脑发育及智力有关。当锌含量过高或过低时，会导致多种疾病，而直接检测离子含量并不容易。可是，用荧光探针处理易如反掌，它可以将离子浓度转化为荧光强度，通过显微镜成像就可以间接检测出锌离子的含量。那是如何实现的呢？首先，荧光探针的识别基团——邻氨基苯硫醚可以和锌离子结合，荧光基团是香豆素，两者以席夫碱相连，席夫碱抑制了香豆素的发光。所以，这个探针平时是不发光的，但是当锌离子存在时则可以跟识别基团上的硫原子、连接体上的氮原子和荧光基团上的氧原子配位，整个荧光探针分子的构象发生变化，香豆素回到可以发光的构象，让荧光从无到有。发光表示了锌离子的存在。

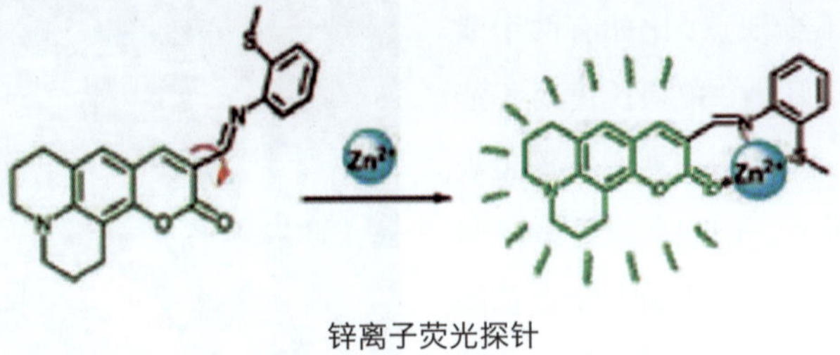

锌离子荧光探针

虽然有机小分子可塑性良好，但是一些有机小分子荧光探针由于非水溶性及毒副作用、光漂白性等缺点，在生命科学和医学等领域中的应用受到了限制。

从水母起头的探索历程

1955年，有人发现水母可以发绿光，但不知原因。1962年，当日裔美国科学家下

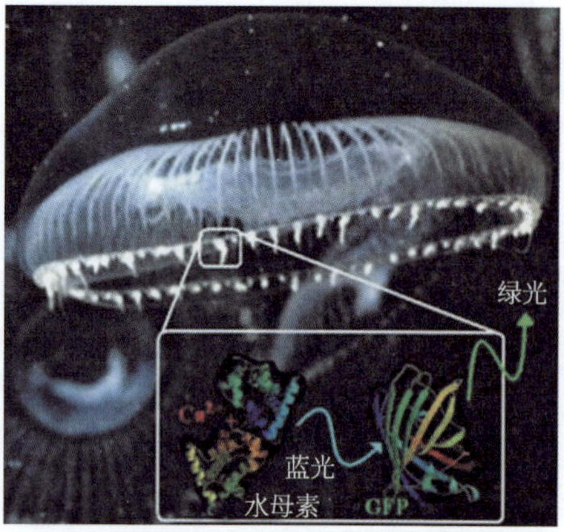

GFP发光原理　GFP的发光过程需要水母素的帮助。水母素与钙离子结合会发出蓝光，蓝光会立刻被一种蛋白质所吸收，而发出绿色荧光。（图片来源：http://www.conncoll.edu/ccacad/zimmer/GFP.ww/shimomura.html）

村修（O. Shimomura）和美国科学家约翰森（F. H. Johnson）从水母中分离出生物发光蛋白——水母素（aequorin）时，意外地发现了一个副产物——绿色荧光蛋白（GFP），它在阳光下呈绿色。1974年，他们提取到了这种蛋白质。

20世纪80年代，美国科学家普鲁切（D. Prasher）成功地克隆了水母中编码绿色荧光蛋白的基因，使得对荧光蛋白标记的大量应用成为可能。1994年，美国科学家沙尔菲（M. Chalfie）利用PCR技术扩增了GFP的编码区，成功地将它克隆到了大肠杆菌和线虫细胞中，通过紫外线或蓝光激发，均产生了美妙的绿色荧光。沙尔菲的这项研究首次证实了GFP作为发光标记物用于生物学研究的价值，这才是GFP作为荧光指示剂的真正突破。

由于荧光蛋白的"发光"基本不需要外来物质的"刺激"，并且具有极佳的稳定性，对生命体也无毒害，因此荧光蛋白可以在各种生命有机体内"点亮"科研人员们想要研究的分子或者基因。

尽管野生型GFP能够发出很绚丽的荧光，但还是有不少缺点，比如有两个激发峰，光稳定性不好，在37摄氏度时不能正确折叠等。于是，生物学家们发挥主观能动性的时候到了。1994年，美籍华裔科学家钱永健首次完成对GFP发光基团周围残基的重大改造，得到了多种改良型的GFP。改良过的GFP增强了光谱性质、荧光强度和光稳定性，其折叠能力也得到了改善，荧光蛋白的颜色也从原来的绿色，发展到现在的蓝色、蓝绿色和黄色。

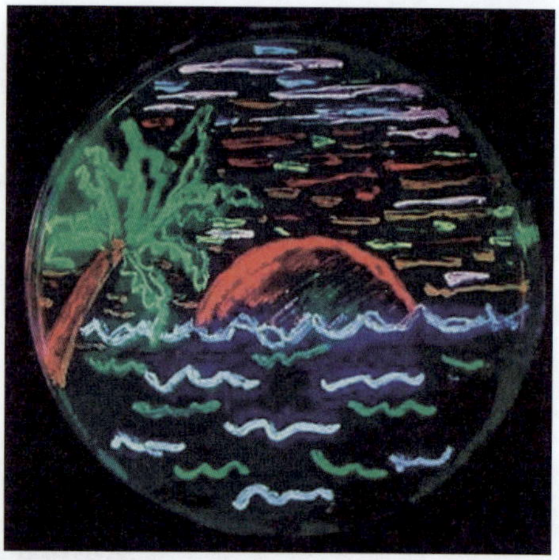

钱永健实验室里用荧光细菌绘制的"画作"（图片来源：钱永健实验室）

由于以上的研究，下村修、沙尔菲和钱

永健获得了2008年的诺贝尔化学奖，关于荧光蛋白的研究也被誉为“点亮”了科学。值得八卦一下的是，普鲁切并没有得到诺贝尔奖，作为发现GFP基因并把它免费馈赠给这些诺贝尔获奖者们的科学家，普鲁切最终却因找不到一份科学领域的工作，而成了一名开巴士的司机，实在令人扼腕。

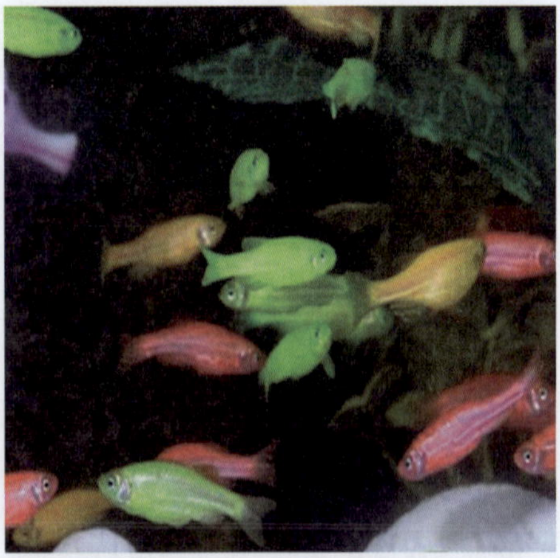

各色荧光宠物鱼 （图片来源：新闻网页）

在科学界，荧光蛋白被称为生物化学的“北斗星”。通过常规的基因操纵手段，用荧光蛋白来标记目标蛋白质，可以跟踪和判断生物细胞的实时分子变化，了解以前看不到的生物过程，例如细胞分裂、染色体复制及分裂、发育和信号转导、肿瘤细胞的转移等过程。因为色彩鲜艳，荧光蛋白甚至被应用于商业领域。2003年美国约克镇推出的家庭宠物荧光鱼，就是其商业应用的首个案例。

点亮绚丽的“脑彩虹”

但是在脑科学研究领域，要想把数量庞大、错综复杂的神经细胞彼此区分开，还必须更新技术。不仅如此，神经细胞之间的联系更是错综复杂。每个细胞就好像一座立交桥，可以把自己的信号传到成千个细胞，同时也可以接受成千个细胞的信号输入。如果我们的技术只停留于看到一团神经细胞而分不清它们谁是谁，我们怎么研究这样复杂的大脑呢？恐怕连盲人摸象的水平都达不到。脑彩虹技术解决了区分单个神经细胞的方法，使不同的神经元呈现不同的颜色。但这是如何实现的呢？我们现有的荧光蛋白种类虽然已经很多了，但仍然是有限的，不可能做到每种神经元都携带一种颜色的水平啊！但是我如果问你，你画出的画有很多种颜色，你是否也需要成千上万种颜料呢？你会觉得我很傻，因为颜色是可以调的，只要有几种基础颜色，这个色多一点，那个色少一点，就可以配出五彩缤纷的色彩。同样，我们的科学家也利用了这样的思路，他们让小鼠的每个神经细胞同时拥有红、绿、黄、蓝、青等几种荧光蛋白，通过调控各自的比例，就可以产生特定的色彩。怎样控制这种神经三原色的比例呢？在此就需要运用转基因的手段了。为达到这一目的，科学家们下了一局很大的棋。他们在神经系统发育的早期，就利用Cre-Lox重组方法改造神经干细胞。干细胞每次增殖都会产生两个一模一样的姊妹细胞，它们的基因一样，颜色也是一样的。但是这两个姊妹细胞的子代基因会由于重组而和亲代有所不同，颜色也会由于重组中丢失不同的荧光蛋白而发生变化。最后，达到成熟的神经细胞会携带着不同的基因，也就具有了独特的红、黄、蓝荧光蛋白之比例，从而产生特定的颜色。

但是要拍出好看的照片，光有一张漂亮的脸还不够，相机本身也很重要。要不怎么会有“单反穷三代”这样的说法呢？无论是对有机小分子荧光探针的研究，还是对荧光蛋白的改进，都好像是把拍照的人变美。所谓“好马配好鞍”，检测荧光信号的荧光显微镜的研究怎么能落后呢？现如今，三光子激发、光子随机重构、光激活和光转换荧光蛋白、振镜扫描、高速摄像机等，都从成像原理上进行改进，有效地提高了显微镜的时间空间分辨率和观察深度。荧光蛋白和荧光显微镜的结合，完全是“你负责貌美如花，我负责赚钱养家”的节奏。现如今，高分辨率的核磁共振成像也加入到了荧光扫描的队列中。

最后，让我们来欣赏一些闪闪发光的神经元吧。它们在被“点亮”之前，没人知道它们在哪里，长什么样，又在做什么，整个大脑就像一片未知的混沌。如今，得益于荧光蛋白，大脑也开始撩起它神秘的面纱。

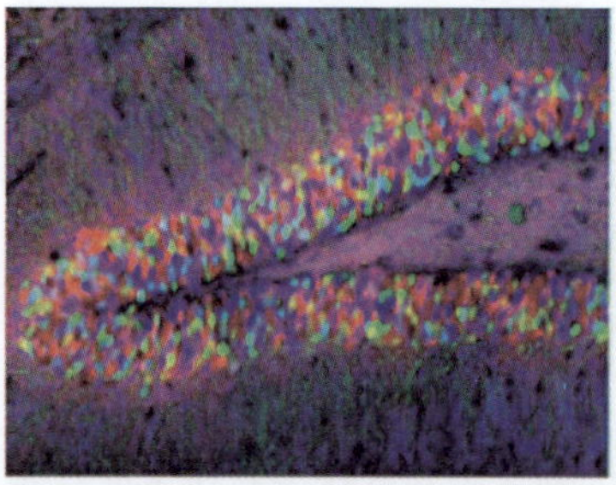

小鼠海马

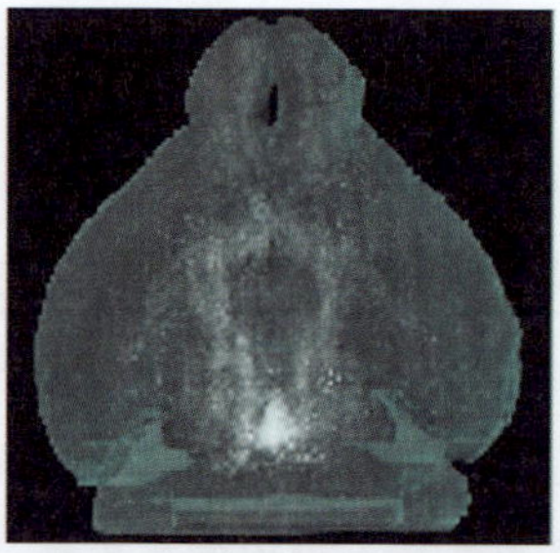

小鼠背侧中缝核5–羟色胺神经元的全脑投射

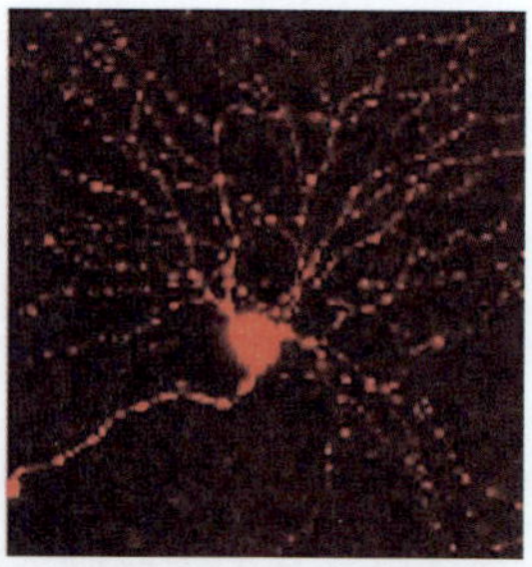

小鼠视网膜神经节细胞

闪闪发光的神经元（小鼠海马图片来源：Livet et al., 2007；小鼠背侧中缝核5–羟色胺神经元的全脑投射：周立摄；小鼠视网膜神经节细胞：王飞 摄）

（审稿：胡谦 顾勇）

参考文献

Jacques R. 2013. 20 stunning photos of natural beauty that your human eyes could never see. http: //www.huffingtonpost.com/2013/10/31/nikon-small-world-photos_n_4182182.html, 2013–10–31.

Livet J, Weissman T A, Kang H, et al. 2007. Transgenic strategies for combinatorial expression of fluorescent proteins in the nervous system. Nature, 450(7166): 56–62.